Ali Al-Kharsan

Estudo anatómico e histológico comparativo da glândula tiroide

Ali Al-Kharsan

Estudo anatómico e histológico comparativo da glândula tiroide

Este estudo compara a gazela indígena (Gazella subgutturosa) e o carneiro (Ovis aris) machos adultos

ScienciaScripts

Imprint

Any brand names and product names mentioned in this book are subject to trademark, brand or patent protection and are trademarks or registered trademarks of their respective holders. The use of brand names, product names, common names, trade names, product descriptions etc. even without a particular marking in this work is in no way to be construed to mean that such names may be regarded as unrestricted in respect of trademark and brand protection legislation and could thus be used by anyone.

Cover image: www.ingimage.com

This book is a translation from the original published under ISBN 978-620-2-31181-6.

Publisher:
Sciencia Scripts
is a trademark of
Dodo Books Indian Ocean Ltd. and OmniScriptum S.R.L publishing group

120 High Road, East Finchley, London, N2 9ED, United Kingdom
Str. Armeneasca 28/1, office 1, Chisinau MD-2012, Republic of Moldova, Europe
Managing Directors: Ieva Konstantinova, Victoria Ursu
info@omniscriptum.com

Printed at: see last page
ISBN: 978-620-3-49688-8

Resumo

O objetivo do presente trabalho foi estudar e comparar as caraterísticas macroscópicas e microscópicas das glândulas tiróides de duas espécies animais, a gazela indígena (*Gazella subgutturosa*) e o carneiro (*Ovis aris*).

Para realizar este objetivo, foram recolhidos oito animais adultos saudáveis de cada uma das duas espécies. Metade do número de cada espécie animal foi utilizada para realizar o aspeto anatómico do estudo, enquanto a outra metade foi utilizada para a preparação e exame histológico. A localização grosseira (forma e cor) de cada glândula tiroide de cada animal foi bem descrita e as medidas macroscópicas, como o comprimento, a largura, a espessura, o volume e o peso, foram listadas em tabelas e analisadas estatisticamente. Além disso, a irrigação sanguínea da glândula tiroide foi realizada através da técnica de injeção de látex.

Para o aspeto microscópico, os espécimes obtidos dos lóbulos e do istmo de cada glândula tiroide foram fixados em formalina a 10% e processados de forma rotineira, sendo depois corados segundo as colorações: H & E, coloração de ácido periódico de schiff (PAS) e coloração de Tricrómio de Masson.

A comparação histológica das glândulas tiróides entre as duas espécies animais foi efectuada em função das diferenças na espessura das cápsulas dos lóbulos e do istmo, da presença de folículos de diferentes tamanhos no parênquima (pequeno, médio e grande), da natureza do epitélio folicular, como o seu revestimento, altura e presença de substância coloidal.

Os resultados anatómicos actuais mostraram que as glândulas tiróides da gazela e do carneiro eram compostas por dois lóbulos compactos castanho-avermelhados (direito e esquerdo) ligados por um istmo. Estes lóbulos localizavam-se assimetricamente na parte mais craniana, na face lateral ou na face ventrolateral da traqueia na gazela e no carneiro, respetivamente.

Os dois lóbulos estavam ligados entre si por um istmo nas suas extremidades caudais na gazela, ao passo que no carneiro, a cerca de 5 mm de distância das suas extremidades caudais. Os lóbulos cruzam a face ventral da traqueia ao nível do anel traqueal 7th - 8th na gazela, enquanto no carneiro cruzam ao nível do anel traqueal 4th .

Os parâmetros anatómicos revelaram que o peso total da glândula tiroide no carneiro era ligeiramente superior ao da gazela. No entanto, registaram-se diferenças significativas no volume total da glândula entre a gazela e o carneiro. Em cada espécie animal, o peso, as dimensões e o volume do lóbulo esquerdo foram, de forma não significativa ($p < 0{,}05$), ligeiramente superiores aos do lóbulo direito. O peso, o comprimento, a largura e o volume de ambos os lobos da tiroide no carneiro foram superiores aos correspondentes na gazela. O comprimento e a espessura dos lobos direitos e apenas o comprimento do lobo esquerdo foram significativamente diferentes (p<0,05). No istmo, o peso e o comprimento foram significativamente (p< 0,05) mais elevados no carneiro do que na gazela, enquanto a largura e a espessura foram significativamente mais elevadas na gazela do que no carneiro.

O suprimento sanguíneo da glândula tiroide na gazela foi fornecido pelas artérias tiróideas cranial e caudal, orientadas a partir da artéria carótida comum, enquanto no carneiro a glândula foi suprida pelas artérias tiróideas dorsal e ventral, que também nascem da artéria carótida comum.

Os presentes resultados mostraram que as glândulas tiróides eram, em geral, semelhantes nas suas estruturas histológicas, tanto na gazela como no carneiro. Estavam cobertas por uma cápsula de tecido conjuntivo que enviava muitos septos de tecido conjuntivo vascular para o parênquima glandular, dividindo-o em muitos lóbulos irregulares de diferentes tamanhos e formas. A análise estatística revelou que a espessura da cápsula do lóbulo direito era ligeiramente menor do que a do lóbulo esquerdo e do istmo em cada espécie animal. A espessura da cápsula na gazela foi, de forma não significativa, ligeiramente superior à do carneiro.

No que diz respeito ao parênquima glandular, não se registaram diferenças significativas nos diâmetros dos folículos de diferentes tamanhos entre os lobos direito e esquerdo de cada gazela e carneiro. Do mesmo modo, não se registaram diferenças significativas neste parâmetro em ambos os lóbulos entre a gazela e o carneiro. Relativamente ao istmo, este apresentava tecido glandular semelhante ao das outras partes da glândula tiroide. Estatisticamente, os diâmetros dos folículos de diferentes tamanhos no istmo foram significativamente p<0,05 mais pequenos do que nos lobos direito e esquerdo de cada gazela e carneiro. Cada folículo era revestido por epitélio folicular simples que variava entre epitélio escamoso simples, cuboidal simples e colunar simples na gazela, enquanto no carneiro variava entre epitélio escamoso simples, cuboidal simples e ocasionalmente colunar simples. Não se registaram diferenças significativas nas alturas dos epitélios entre os lobos direito e esquerdo e o istmo na gazela e no carneiro, enquanto se registaram diferenças significativas nos mesmos parâmetros nos lobos direito e esquerdo e no istmo entre estas duas espécies.

As células parafoliculares ou células C foram encontradas como células únicas intercaladas entre as células foliculares ou como pequenos grupos de 2-3 células presentes entre os folículos. Cada folículo da tiroide continha material coloidal que era positivo após a coloração com PAS. Esta substância preenchia os folículos total ou parcialmente e, por vezes, aparecia vacuolizada. As células mioepiteliais estavam presentes à volta dos folículos da tiroide tanto na gazela como no carneiro.

Dedicação

Aos meus pais que iluminaram os meus passos neste mundo

Ao meu tio, ao meu irmão, às minhas irmãs e à minha mulher Pelos seus esforços e bondade

A todos os meus   amigos pelo seu apoio e ajuda

Ali ahmad

Agradecimentos

Em primeiro lugar, gostaria de agradecer a Alá por me ter concedido a saúde, a vontade e a força para realizar esta investigação.

Gostaria de expressar a minha sincera gratidão e apreço ao meu supervisor, o Prof. **_Dr. Iman Moussa Khaleel_**, pela sua orientação, assistência e encorajamento contínuo durante a realização deste projeto.

Os nossos agradecimentos especiais são extensivos ao Diretor da Faculdade de Medicina Veterinária, **_Prof. Dr. Ibrahim Abdul-Hussein AL-Zubaidy_** e ao Vice-Decano para os Estudos de Pós-graduação e Investigação Científica, **_Prof. Dr. Bahaa Fakhri Hussein Al-Hussany_** por me terem proporcionado todas as facilidades necessárias para este estudo.

Um agradecimento especial deve ser dirigido à Chefe do Departamento de Anatomia e Histologia, Prof. **_Dr. Iman Moussa Khaleel_**, pela sua assistência, ajuda e generosidade. O meu profundo respeito vai para todo o pessoal docente deste departamento, especialmente para o Prof. **_Dr. Mahdi Abdul-Kareem Atyia_** pela sua ajuda e apoio.

Quero agradecer à minha família e a todos os meus amigos pela sua bondade. Quero exprimir a minha sincera gratidão a todos os meus amigos, apesar dos seus nomes e de quem não me lembro.

Lista de conteúdos

CAPÍTULO 1

1. Introdução

A *gazella subgutturosa* ou como é vulgarmente conhecida a gazela de cauda preta ou a gazela de Goitered devido ao alargamento da parte superior do pescoço (garganta) nos machos durante o período de acasalamento (Eurell e Frappier, 2013). *A Gazella subgutturosa* está amplamente distribuída no continente asiático; Azerbaijão, Irão, Paquistão, Tajiquistão, Afeganistão, Uzbequistão, Magnólia, Geórgia e China, encontrando-se também no Barém, Omã, Emirados Árabes Unidos, Arábia Saudita, Iémen, Jordânia, Síria, Kuwait e nas zonas norte e sul do Iraque (Habibi,1993).

A Gazella subgutturosa habita numa vasta gama de habitats desérticos e semi-desérticos e é um animal herbívoro e geralmente herbívoro (Clark *et al.*, 2006). A classificação *da Gazella subgutturosa* mostrou que os animais pertencem a:

Reino: Animália

Filo: Chordata
Classe: Mamíferos
Ordem: Artiodáctilos
Família: Bovidae
Subfamília: Antilopinae
Género: Gazela
Espécies: *G. subgutturosa*
(Kirkwood, 1993; Amos, 2011; Murtskhvaladze *et al.*, 2012).

A *Ovis aries* é a raça de ovinos mais numerosa e comum no sudoeste asiático. É o tipo predominante no Iraque e o ovino económico mais importante na Síria e a única raça autóctone na Jordânia, no Líbano e no norte do reino da Arábia Saudita (AL-Rawi, *et al.*, 1994):

Reino: Animália

Filo: Chordata

Classe: Mamíferos

Ordem: Artiodáctilos

Subordem: Pecora (Ruminantia)

Família: Bovidae

Subfamília: Caprinae

Género: Ovis

Espécie: Aries (Frankham, 1997).

A glândula tiroide foi descrita e nomeada pela primeira vez em 1650. É considerada uma das glândulas endócrinas mais importantes do corpo, presente em todos os mamíferos. Geralmente, trata-se de uma estrutura castanha-avermelhada com dois lóbulos (esquerdo e direito), ligados entre si por um fino istmo. Normalmente, situam-se de forma assimétrica na parte craniana da traqueia (Sisson, 1975 e Bank, 1993).

A estrutura histológica da glândula tiroide varia de acordo com muitos factores ou está relacionada com eles. Na maioria das espécies, a glândula tiroide está rodeada por uma cápsula que envia trabéculas para o parênquima da glândula, dividindo-a em muitos lóbulos, cada um dos quais é constituído por uma agregação de folículos de diferentes tamanhos e formas, revestidos por uma única camada de epitélio e contendo uma quantidade variável de substância coloidal (Boguslaw *et al.*, 1992), suportada por tecido conjuntivo interfolicular rico em capilares (Igbokwe e Ezeasor, 2015).

A glândula tiroide segrega hormonas tiroglobulinas que são as hormonas tiroxina (T4), triiodotironina (T3) e calcitonina (Sisson, 1975; Banks, 1993).

Estas hormonas desempenham um papel importante na regulação das actividades metabólicas celulares de todas as partes do corpo e desempenham um papel importante no desenvolvimento do feto dos mamíferos (Forehead *et al.*, 2000 e Hill, 2003), na regulação da absorção de nutrientes e de cálcio, na energia e na calorigénese (Danforth e Burger, 1984; McNabb e Wilson, 1997). Para além disso, regula a função reprodutiva normal, as propriedades do leite e das fibras e a produção em animais domésticos (Puchala *et al.*, 2001; Anderson *et al.*, 2002; Cunningham, 2002; Neville *et al.*, 2002; Rhind *et al.*, 2004; Todini *et al.*, 2005; Todini, 2007).

As hormonas tiroideias são materiais centrais e importantes no desenvolvimento dos mamíferos, uma vez que desempenham um papel crucial no desenvolvimento e nas funções dos sistemas cardiovascular, nervoso, imunitário e reprodutor. (Janini *et al.*, 1993; Krassas, 2000). A glândula tiroide desempenha um papel fundamental no processo de adaptação dos mamíferos às alterações das condições ambientais. A importância destas hormonas no processo de termoregulação é bem conhecida (Orlowski 1989).

As hormonas da tiroide desempenham um papel importante nos mecanismos que permitem que os animais vivam e se reproduzam no ambiente que os rodeia (Todini, 2007). De acordo com estas funções e outras, foram efectuados muitos estudos para investigar esta glândula em diferentes espécies de mamíferos, como no baffalo (Hussin e Altaay (2009), na cabra (Hamad, 2008), no burro (Ali, 2014); Apesar deste facto, há escassez de trabalhos sobre as glândulas tiróides da gazela e da ovelha até à data. Por conseguinte, a presente investigação teve por objetivo descrever e comparar as caraterísticas anatómicas e as estruturas histológicas das glândulas tiróides tanto na gazela indígena (*Gazella subgutturosa*) como na ovelha indígena (*Ovis aries*).

CAPÍTULO 2

2. Revisão da literatura

2. 1. Estudo anatómico

2. 1. 1. Anatomia topográfica

Geralmente, a glândula tiroide é constituída por dois lóbulos ligados por um istmo. A posição dos dois lóbulos varia no mesmo animal e na mesma espécie. Os lóbulos da tiroide situam-se na parte cranial da traqueia, estendendo-se do 1th ao 12th anéis traqueais; o lóbulo direito situa-se frequentemente a nível cranial em relação ao esquerdo. O istmo é uma parte fina e estreita que não é claramente identificada na maioria das espécies (Dyce, 2002 e Hamad, 2008). Existem variações entre as espécies no modo de fixação do istmo aos lóbulos e na sua área de cruzamento na traqueia. (Frandson, 1975 e Vandom e Lane, 1984).

Na maioria das espécies, os dois lóbulos da glândula tiroide estão situados na superfície lateral da traqueia. Nos ovinos, a glândula tiroide está localizada nas superfícies lateral e ventral da extremidade cranial da traqueia, perto da cartilagem tiroide, e estende-se do primeiro ou segundo ao sétimo ou do 3rd ao 9th anéis traqueais (May, 1970). Os dois lóbulos estão ligados por um istmo plano nas extremidades caudais dos lóbulos ao nível do 5th anel traqueal na superfície ventral da glândula. (Baishia *et al.*, 1985 e Small wood, 1992).

A glândula tiroide dos ovinos e caprinos é constituída por dois lobos e o lobo acessório pode ou não estar presente (Habel,1989 e Taha e Abdel-Magied, 1994). Este lobo, quando presente nos ovinos e caprinos, é observado no pescoço como uma extensão da extremidade caudal de um dos dois lobos da glândula tiroide (Taha e Abdel-Magied,1994 e Bergman *et al.*, 1995). Na cabra, os lóbulos situam-se na face ventro-lateral da traqueia, abaixo da cartilagem laríngea. Estendem-se entre as

4th e 8th anéis traqueais e ligados entre si por um fino istmo filamentoso na sua extremidade posterior (Roy *et al.*, 1978; Baishya *et al.*, 1985; Jain *et al.*, 1994 e Dyce *et al.,* 2002). Nos ovinos, a glândula tiroide está vagamente ligada à traqueia e é coberta pelos músculos esternocéfalo, omohióide e esternocéfalo lateral e ventralmente (Getty, 1975).

Nos grandes ruminantes, como o gado bovino, o camelo e o búfalo, a glândula tiroide está localizada no primeiro anel da traqueia, que consiste em dois lóbulos situados em ambos os lados e no istmo que liga esses lóbulos (Miyanded, 1973). Nos bovinos, a tiroide situa-se diretamente na traqueia, atrás da laringe ou sobrepondo-se a esta. Está em contacto com a superfície lateral da cartilagem cricoide e está relacionada com o esófago (Dyce *et al.*, 2002). A glândula tiroide é composta por dois lobos, o direito e o esquerdo, rodeados por uma cápsula fina. Nos bovinos, os lobos da tiroide estão relacionados com a cartilagem cricoide da laringe (Dyce e Wensing, 1971 e Venzke, 1975 b).

A glândula tiroide dos camelos é constituída por dois lobos elípticos achatados, ligados entre si nas extremidades caudais por um istmo estreito em forma de U, situados caudalmente à laringe e que se estendem desde o nível do anel traqueal 7th até ao anel traqueal 10th (Miyanded,1973; Ali, 1987; AL-Fayaz,1989 e Taha e Abdel-Magied, 1994). A extremidade cranial de cada lobo toca a cartilagem cricoide. Lateralmente, a glândula está relacionada com o tronco vago-simpático, artéria carótida comum, omo-hioideu e esterno-mandibular. Ventralmente está relacionada com o músculo esterno-tiroideu. Os gânglios linfáticos cervicais profundos craniais têm uma relação constante com as extremidades cranial e caudal dos lobos da tiroide. (Ali, 1987 e Taha e Abdel-Magied, 1994).

No porco, o lobo principal situa-se na linha média da região cervical ventral e projecta-se dorsolateralmente de cada lado (Wagal *et al.*, 1966).

A glândula tiroide do cavalo é composta por dois lobos laterais. Estão ligados entre si por um istmo que atravessa a superfície ventral da traqueia ao nível do terceiro ao sexto anel traqueal (Dimock *et al*; 1944). Localizavam-se na porção mais cranial da traqueia, em relação aos três ou quatro primeirosth anéis traqueais, e estão vagamente ligados à traqueia pela fáscia cervical profunda (Dyce e Wensing, 1971; Venzke, 1975 a e Venzke, 1975 b).

A glândula tiroide do burro está situada na parte interior do pescoço inferior à laringe, é constituída por dois lóbulos e está ligada pelo istmo (Ali, 2014).

Nos pequenos animais, como os cães, a glândula tiroide é composta por dois lóbulos situados nos dois lados laterais da traqueia, inseridos na fáscia cervical profunda e estendidos na superfície convexa dos músculos esterno-cefálico e esterno-hióideo. O bordo dorsal da glândula é mais espesso do que o ventral, a extremidade craniana do lobo direito situa-se ao nível do bordo caudal da cartilagem tiroide, enquanto a extremidade caudal atinge o anel traqueal 5th , o lobo esquerdo estende-se do anel traqueal 3rd ao 8th . Os lados dorso-laterais dos dois lobos estão em relação com a artéria carótida comum, a veia jugular interna, o anel linfotraqueal e o tronco simpático do vago (Worth *et al.*, 2005 e Julius, 2007).

Normalmente, nos cães e nos gatos, a glândula tiroide é constituída por dois lobos longitudinais, situados assimetricamente, uma vez que o lobo direito é ligeiramente cranial ao lobo esquerdo e se estende até ao aspeto caudal da laringe, mas em casos raros situam-se simetricamente de ambos os lados da traqueia, sendo frequentemente observado um lobo acessório (Wagal *et al.*, 1966; Voith, 1970; Roy e Yadava, 1973; Venzke, 1975 d e Bone, 1982).

Leav *et al* (1976) e Gosselin *et al* (1982) mostraram que, no gato e no cão, a glândula tiroide é composta por dois lóbulos em forma de feijão. No gato, estavam ligados por um fino cordão de istmo que se encontra de cada lado da traqueia, mas no cão o istmo está ausente, enquanto Mark *et al* (1984) revelaram que a glândula tiroide do gato é constituída por lóbulos simétricos com ausência de istmo.

A glândula tiroide do cortador de erva apresenta-se como uma estrutura bi-lobada separada, os dois lóbulos estão completamente separados e sem istmo, o lóbulo esquerdo está mais cranialmente ao lóbulo direito, localizado na superfície lateral da traqueia entre o primeiro e o terceiro anéis traqueais (Igbokwe, 2010).

11

2. 1. 2. Forma, cor, peso e dimensões da glândula tiroide

A forma e o tamanho dos lóbulos da glândula tiroide variam de espécie para espécie. A sua forma pode ser oval, triangular, alongada ou irregular, sendo o lobo direito geralmente mais pequeno do que o esquerdo. Os dois lobos da glândula tiroide estão ligados por um istmo (Dyce *et al.*, 2002).

Em geral, cada lóbulo da glândula tiroide apresenta duas superfícies, duas extremidades e dois bordos. A superfície medial é côncava, enquanto a superfície lateral é convexa. A tiroide apresenta dois bordos, o bordo dorsal está em contacto com o esófago e a artéria carótida, enquanto o bordo ventral é menos ou mais convexo e tem um istmo que lhe está ligado na mesma região da sua extensão (Getty, 1975 e Venzke, 1975 e).

Nos caprinos, a glândula tiroide é composta por dois lobos alongados, o direito e o esquerdo. Têm uma forma elíptica com um semicírculo na sua extremidade anterior, enquanto a extremidade posterior é pontiaguda e está ligada ao istmo (Baishya *et al.*, 1985; Jain *et al.*, 1994; Dyce *et al.,* 2002 e Hamad, 2008).

Outros investigadores, realizados em ovinos e caprinos, revelaram que as glândulas tiróides eram compostas por dois lóbulos com forma de amêndoa ou lóbulos ovais e alongados. Nos ovinos, a margem posterior da glândula era maior e mais pontiaguda do que nos caprinos (Evans e Delahunts, 1971; Veazke,1975d; Habel, 1989 e Bhardwaj *et al.*, 2006). No porco, os lóbulos da glândula tiroide tinham um contorno triangular irregular (May, 1970; Venzke, 1975 c e Venzke,1975 e).

A glândula tiroide dos camelos é constituída por dois lóbulos com duas superfícies, dois bordos e duas extremidades. A superfície medial é côncava e está em contacto com os anéis traqueais. Os bordos ventral e dorsal são convexos (Benzrykova e Kojenkova, 1970).

Para além das várias formas e tamanhos acima referidos, a cor da glândula também varia nos diferentes animais domésticos. Na ovelha, a glândula tiroide apresenta uma estrutura vermelha escura, enquanto no camelo é relativamente castanha escura em comparação com a dos outros animais domésticos (Al-Bagdadi, 1964; Venzke, 1975 b; Ali 1987 e Taha e Abdel-Magied, 1994). Na cabra adulta, os lóbulos da glândula tiroide são elípticos e a sua cor é castanho-avermelhada pálida a castanha (Hamad, 2008). Nos ovinos e caprinos, os lóbulos da glândula tiroide são de cor escura a escura-pálida (Habel, 1989 e Bhardwaj *et al.*, 2006). No porco, a glândula tiroide tem uma cor castanha avermelhada (May, 1970; Venzke, 1975 e).

Em grandes ruminantes, como bovinos e búfalos, os dois lóbulos e o istmo que os liga são de cor castanho-avermelhada (Miyanded, 1973; Getty *et al.*, 1986 e Schwarts e Dioli, 1992). Nos bovinos, a cor da glândula tiroide varia entre vermelho-escuro nos vitelos e pálido no adulto (Venzke, 1975 b e Dyce *et al.*, 1987), enquanto no cavalo a cor da glândula é castanho-avermelhada escura (Venzke, 1975 a).

O comprimento do lóbulo da tiroide é pelo menos duas vezes superior à largura e, nos ovinos, caprinos, camelos e cães, chega a ser quatro vezes superior à largura (May, 1970; Venzke, 1975 d e Ali, 1987).

No búfalo, cada lóbulo mede aproximadamente 3,8 a 5,8 cm de comprimento, 3 a 6 cm de largura e 12,7 a 18,3 de peso (Parakash e Sharma , 1978 e Paradehi, 1981). Na cabra, o comprimento médio dos dois lóbulos é de 2,3 cm, a largura média é de 0,4 cm e a espessura média é de 0,27 cm (Jain *et al.,* 1994).

O comprimento médio dos lóbulos da glândula tiroide dos ovinos é de 4 a 5 cm, com 1 a 1,5 cm de largura (May, 1970). Diferentemente, no mesmo animal, Sisson (1979) verificou que o comprimento médio atinge 5 a 6 cm, 0,9 a 1,5 cm de largura e 6 a 8 de espessura.

Na ovelha Dormer, a glândula tiroide apresenta-se como uma estrutura alongada e oval, com 3,78 g de peso nos lobos direito e esquerdo, enquanto o comprimento dos lobos direito e esquerdo é de 3,91 cm e 4,48 cm, respetivamente (Belongy e Vanniekerk, 1968).

No cabrito, as dimensões do lobo direito da glândula tiroide são de 1,5 cm de comprimento, 0,5 cm de espessura e 0,5 a 1 cm de largura, enquanto que para o lobo esquerdo da glândula tiroide são de 1 cm de comprimento, 0,5 cm de altura e 0,5 cm de largura (Hamad, 2008).

O comprimento médio dos lobos direito e esquerdo da glândula tiroide de um camelo com corcunda é de 9,06 cm e 8,38 cm, respetivamente, enquanto a largura média do lobo direito é de 3,70 cm e a do esquerdo é de 3,52 cm (Al-Fayaz, 1989). Em pequenos animais como os cães, o comprimento dos dois lobos da glândula tiroide é de 5 cm e a sua largura é de 1,5 cm (Worth *et al.*, 2005 e Julius, 2007).

Outros estudos em cães referiram que o comprimento, a largura e a espessura médios dos lóbulos da glândula tiroide eram de 3 a 6 cm, 1,5 cm e 0,5, respetivamente (Evans e Delahunta, 1971 e Dyce *et al.*, 2002).

O comprimento médio do lobo direito da glândula tiroide do burro é de 25.66 mm, enquanto que a largura e a espessura são de 21.3 mm e 8.51 mm, respetivamente. Enquanto que no lobo esquerdo são 23.15 mm. 19,65 mm, 8,42 mm para o comprimento, largura e espessura, respetivamente (Ali, 2014).

O lóbulo direito da glândula tiroide em cabras é mais leve em peso e menor nas suas dimensões do que o esquerdo (Roy *et al.*, 1978; Baishya *et al.*, 1985; Jain *et al.*, 1994 e Dyce *et al.*,2002). O peso médio, o comprimento, a largura e a espessura do lóbulo direito nos ovinos são de 1,43 g, 1,1 cm, 0,7 cm e 0,7 cm, respetivamente, enquanto no lóbulo esquerdo são de 1,8 g, 2,6 cm, 2,5 cm e 1,2 cm, respetivamente (Evans e Delahunts, 1971; Veazke, 1975 d; Habel, 1989 e Bhardwaj *et al.*, 2006). É cerca de 43 a 46 g na fêmea e 39 g no macho Ali (1987), seguido pelo do bovino e do cavalo, cerca de 15 g, e no suíno a glândula tiroide pesa apenas cerca de 5 g (Miyarded,1973; Venzke,1975c).

O peso médio dos lobos direito e esquerdo da tiroide de um camelo com corcunda é de 21,90 gm e 18,65 gm, respetivamente (Al-Fayaz, 1989).

No cabrito, os lóbulos da tiroide pesam 1,25 a 1,5 g, sendo o lóbulo direito ligeiramente superior ao peso do lóbulo esquerdo (1 g). A presença de um lóbulo acessório é pouco frequente e, quando presente, é visivelmente mais pequeno do que cada um dos dois lóbulos principais (Hamad, 2008).

Na glândula tiroide do cortador de erva, o peso médio dos dois lóbulos é de 0,23 ± 0,02 g e o peso relativo é de 0,03 ± 0,01 g/kg. O comprimento, a largura e a espessura médios são de 1,50 ± 0,06 cm, 0,61 ± 0,05 cm e 0,42 ± 0,02 cm, respetivamente (Igbokwe, 2010).

Ali (1987) relatou que o volume médio da glândula tireoide fresca do camelo era de cerca de 34,30 ±10,01 cm^3 no macho e 42,41± 9,11 cm^3 na fêmea. Em bezerros, o volume médio da glândula tireoide é de 10,1 cm^3 a 12,2 cm^3 (Suuroja *et al.*, 2003).

Nos pequenos ruminantes, o istmo é um mero cordão de tecido conjuntivo (Dyce *et al.*, 2002). Nos ovinos, a presença do istmo é variável e, quando presente, tem cerca de 0,25 a 0,5 cm de largura e 2 cm de comprimento (May, 1970). Em ovinos e caprinos, o istmo que liga as partes caudais dos lóbulos é reduzido a um cordão fibroso ou pode estar totalmente ausente. (Roy *et al.,*1978 e Habel, 1989)

2. 1. 3. Sangue da glândula tiroide

Em geral, a glândula tiroide é irrigada principalmente pela artéria carótida comum, que faz um arco à volta da extremidade craniana da glândula e dá origem a um ramo denominado artéria tiróidea craniana. Ocasionalmente, é fornecido um suprimento subsidiário por uma artéria tiroideia caudal (Dyce *et al.*, 2002).

Nos ovinos, a artéria tiroideia cranial nasce da artéria carótida comum e existe uma pequena artéria tiroideia caudal que entra nas extremidades caudais do lóbulo. Nos bovinos, o fornecimento arterial inicia-se principalmente a partir do ramo tiroideu da artéria tirolaríngea. Este último divide-se, à medida que se aproxima da glândula, em ramos superficiais que descem ao longo da borda craniana e acabam por desaparecer na junção dos lóbulos e do istmo. Um grande ramo profundo percorre a superfície do lóbulo e também envia ramos para o esófago. A artéria tireóidea caudal, se presente, entra no lóbulo no seu ângulo caudal (Venzke, 1975 b).

No camelo, os lóbulos da glândula tiroide recebem o seu suprimento sanguíneo da artéria carótida comum quando esta dá origem às artérias tiróideas cranial e caudal (Taha e Abdel-Magied,1994).

No cavalo, a glândula tiroide é fornecida pelas duas artérias tiróideas que se originam da artéria carótida comum e os seus ramos entram na glândula nas extremidades ou perto delas e no bordo dorsal (Venzke, 1975 a). O fornecimento de sangue arterial à glândula tiroide nos suínos é alimentado por um ou mais ramos que se originam da artéria omo-cervical direita (Venzke, 1975 c).

No cão, o suprimento arterial da glândula é fornecido pela artéria tireoidiana cranial, que se origina da artéria carótida comum, e pela artéria tireoidiana caudal, que pode se originar de quaisquer grandes artérias existentes na entrada torácica (Venzke, 1975 d).

Os lóbulos da tiroide da cabra recebem o seu suprimento sanguíneo das artérias tiróideas cranial e caudal, que nascem da artéria carótida comum e entram nas extremidades cranial e caudal de cada lóbulo, respetivamente. A artéria tiroideia craniana nasce da artéria carótida comum ao nível da extremidade do lobo craniano da glândula tiroide. Divide-se principalmente em ramos dorsal e ventral; o ramo ventral dá origem a três ramos que irrigam a superfície medial da glândula tiroide, a laringe e a faringe, enquanto o ramo dorsal se divide em dois ramos que irrigam as regiões cranial e média da glândula tiroide. A artéria tiroideia caudal é mais pequena do que a artéria tiroideia cranial, nasce da artéria carótida comum cerca de 5,5 cm caudal à origem da artéria tiroideia cranial e entra na extremidade caudal do lobo principal. A artéria tiroideia caudal dá também muitos ramos para o esófago, a traqueia e os músculos esternotiroideus (Hamad , 2008).

No búfalo, a glândula tiroide recebe o seu suprimento sanguíneo da artéria carótida comum, que dá origem às artérias tiróideas cranial e caudal. A artéria craniana emana da face medial da artéria carótida comum ao nível do primeiro anel traqueal, a 5 a 6 cm da bifurcação da artéria carótida comum, percorre a face lateral da tiroide durante 3 a 5 cm e divide-se perto do bordo craniano da glândula em ramos lateral e medial. O ramo lateral passa ao longo da borda craniana da glândula tiroide para a fornecer através de quatro ramos da tiroide, comunicando depois caudalmente para alcançar a metade da região ventral do istmo, onde se liga ao ramo do outro lado (Altaay, 2007). A artéria forneceu o istmo por várias artérias pequenas. Durante o percurso do ramo lateral, dá origem a dois ramos, o primeiro para irrigar o músculo cricoartinoideu e o músculo cricoartinoideu lateral, enquanto o segundo ramo irriga a parte cranial do esófago e termina por anastomose com o ramo esofágico do ramo medial. O ramo medial da artéria tiroideia craniana percorre caudalmente a superfície profunda da tiroide para dar origem a ramos glandulares que se distribuem profundamente na superfície medial e a outros pequenos ramos dirigidos para a traqueia, continuando depois entre as cartilagens cricoide e tirolaríngea para irrigar o músculo laríngeo interno e dar origem a ramos que são contínuos na superfície profunda da tiroide para alcançar o istmo, que se anastomosa com outros ramos do ramo lateral da artéria tiroideia. A artéria tiroideia caudal nasce na superfície ventromedial da artéria carótida comum, em frente ao terceiro anel traqueal, e corre caudalmente até atingir a borda caudal da tiroide, dando origem a ramos na superfície medial durante o seu trajeto e, em seguida, dando origem a um ramo para a traqueia e para o músculo longus coli, estes ramos não atingem o istmo da glândula tiroide (Altaay, 2007).

2. 2. Estudo histológico

A glândula tiroide apresenta variações na sua estrutura histológica e morfometria em diferentes espécies animais. Estas variações podem estar relacionadas com alterações fisiológicas adaptativas causadas pela nutrição, pelo ambiente e até pelos factores climáticos (Igbokwe e Ezeasor 2015).

Além disso, as diferenças em relação à idade do animal, aos ciclos reprodutivos e a factores fisiológicos como a gravidez, a alimentação e as variações sazonais também diferem entre as espécies animais. Não foram encontradas diferenças relacionadas com o sexo na sua estrutura histológica (Kameda, 1984 e Boguslaw *et al.,* 1992).

A glândula tiroide é um órgão endócrino único entre os vertebrados, pois armazena as hormonas secretoras da tiroide de forma extracelular (Braverman e Cooper, 2012). A glândula tiroide segrega triiodotironina e tetraiodotironina e outras hormonas, que desempenham um papel importante no metabolismo energético, no crescimento e na diferenciação dos tecidos (Banks, 1981).

Geralmente, a glândula tiroide dos animais domésticos está rodeada por uma cápsula fina ou espessa de tecido conjuntivo denso e irregular e é constituída por folículos de diferentes tamanhos, revestidos por células foliculares com tecidos conjuntivos esparsos que preenchem os espaços interfoliculares e concentram grandes quantidades de iodo para a síntese de tiroxina (Dellmann, 1981 e Kausar e Shahid, 2006).

2. 2. 1. Cápsula

Em geral, a glândula tiroide dos animais domésticos, como a ovelha, a cabra, o gado, o camelo, o cavalo e o cão, está rodeada por uma cápsula fina ou espessa de tecido conjuntivo denso e irregular. Nos grandes ruminantes, a cápsula e as trabéculas são espessas e as fibras de colagénio das trabéculas continuam no tecido conjuntivo intersticial frouxo e esparso (Dellmann, 1981).

A glândula tiroide nos bovinos pré-púberes de 10 a 11 meses de idade apresentava uma cápsula tiroide desenvolvida com fibras colagénicas, fibroblastos e perfis de tecidos vasculares e nervosos. A parte interna da cápsula penetrava no parênquima através dos septos trabeculares, com enormes elementos de tecido conjuntivo, estruturas vasculares e linfáticos. As trabéculas dividiam a glândula em lóbulos muito distintos (Igbokwe e Ezeasor, 2015).

O padrão histomorfológico das glândulas tiróides dos búfalos mostrou a estrutura histológica comum dos mamíferos. A cápsula é composta por duas camadas: a externa é constituída por fibras de colagénio frouxas interpostas com uma grande quantidade de tecido adiposo e poucas fibras elásticas, enquanto a interna é constituída por feixes cologénicos e eslásticos e poucas fibras musculares. A cápsula envia trabéculas que dividem a glândula em lóbulos mal definidos. Os limites celulares do tecido adiposo são mais ou menos claros consoante a estação do ano (Hussin e Altaay, 2010).

No camelo, a cápsula que cobre a glândula tiroide é espessa ou, por vezes, fina, a partir da qual as trabéculas se estendem para o parênquima da glândula, que se ramifica para subdividir a glândula em numerosos folículos de vários tamanhos, com a presença de vasos sanguíneos tanto na cápsula como nas trabéculas (Kausar e Shahid, 2006).

Nos pequenos ruminantes, como os caprinos adultos, a glândula tiroide é coberta por um tecido conjuntivo de três camadas (externa, média e interna). A camada exterior é constituída por fibras de colagénio densas com algumas fibras reticulares e elásticas. A camada média é constituída por tecido adiposo disposto em várias camadas e a camada interna está relacionada com o folículo e é constituída principalmente por fibras colagénicas e elásticas (Adhikary *et al.*, 2003). A cápsula é rica em vasos sanguíneos, fibras de colagénio e reticulares e apresenta ocasionalmente fibroblastos e linfócitos. A partir da cápsula, muitos septos estendem-se para o parênquima da glândula, dividindo-a em lóbulos irregulares. Estes septos contêm muitos vasos sanguíneos e fibras nervosas (Adhikary *et al.*, 2003), enquanto nos ovinos a glândula tiroide está rodeada por uma cápsula fina de tecido conjuntivo fibroso (Habel,1989).

No cavalo, a glândula tiroide é coberta por uma cápsula fina a partir da qual as trabéculas passam para o parênquima glandular (Bacha, 2000).

No gato, a glândula tiroide está rodeada por uma cápsula de tecido conjuntivo composta por fibras de colagénio, fibroblastos e vasos sanguíneos. As trabéculas são de natureza fina e estendem-se da cápsula para o parênquima da glândula, onde a subdividem em vários lóbulos (Prasanth *et al.*, 2012).

2. 2. 2. Folículos

Cada lóbulo da glândula tiroide nos gatos é constituído por uma agregação de folículos de diferentes tamanhos. Estes estão rodeados por uma rede de fibras reticulares finas (Prasanth *et al.*,

2012). Um tecido conjuntivo interfolicular definido que contém células endoteliais capilares peri foliculares, fibrilas de colagénio e fibroblastos, entre outros elementos do tecido conjuntivo (Igbokwe e Ezeasor, 2015).

A maior parte do parênquima da glândula tiroide caprina é constituída pelos folículos, que apresentam diferentes formas e tamanhos e são suportados por tecido conjuntivo constituído principalmente por fibras de colagénio e reticulares. Os folículos têm sobretudo uma forma esférica ou elíptica, sendo alguns deles de forma irregular. Todos os folículos da glândula tiroide continham um material coloidal acidófilo que preenchia os folículos parcial ou totalmente (Hamad, 2008).

A glândula tiroide do porco é constituída por folículos esféricos que contêm material coloidal e está envolvida por uma membrana basal. Fora desta membrana, encontram-se capilares e células do tecido conjuntivo com quantidades consideráveis de fibras de colagénio. Encontram-se dois tipos de células epiteliais: as células foliculares, mais numerosas, e as células claras ou células c (Young, 1963).

Num camelo com uma corcova, os folículos estão separados por tecido conjuntivo interfolicular ou intersticial. Neste tecido conjuntivo estão presentes os fibroblastos e as células parafoliculares (Igwenagu *et al.*, 2016).

Geralmente, a glândula tiroide é constituída por folículos de diferentes tamanhos: folículos pequenos, médios e grandes. Além disso, os folículos têm várias formas, tais como esférica, oval, tubular, poligonal e irregular. Predominam os folículos de tamanho pequeno, que se encontram difusos na periferia, enquanto os folículos grandes estão presentes no centro da glândula (Hussin e Altaay, 2010). Enquanto nos suínos se mantém a predominância de folículos de tamanho médio, seguidos de folículos grandes no centro dos lóbulos. Os grandes folículos irregulares estão muito distendidos com coloide que foi corado menos intensamente com a coloração PAS e as células foliculares possuem núcleos achatados. Observa-se evidência de tecido fibroso no tecido conjuntivo interfolicular, as células parafoliculares estavam presentes isoladamente (Igbokwe e Ezeasor, 2015).

As diferenças na estrutura da tiroide estão relacionadas com o avanço da idade e com a estação do ano. Nos bovinos, os folículos da tiroide variam muito em tamanho e forma. O seu polimorfismo aumenta significativamente com o avançar da idade dos animais e é muito visível nas idades mais avançadas. Nos animais muito velhos, os folículos grandes encontram-se nas camadas mais profundas da glândula, enquanto nos vitelos os folículos maiores se encontram na camada exterior da glândula. A tiroide do vitelo é constituída por pequenos folículos, com uma forma mais arredondada do que a dos animais mais velhos e preenchidos com um coloide muito líquido. Estes folículos são revestidos predominantemente por epitélio cuboidal simples e, ocasionalmente, algumas áreas por epitélio colunar. Na tiroide de animais muito velhos, o epitélio é um epitélio cuboidal simples que se torna visivelmente plano nos folículos maiores. Estes folículos contêm uma substância coloidal densa (Boguslaw *et al.*, 1992).

Também a estrutura da tiroide está relacionada com a estação do ano: no verão e no início do outono, o epitélio folicular da tiroide é significativamente mais elevado nas estações quentes do ano do que no inverno (Bole e Bavdek, 1976). Na camurça, Silver *et al* (1969) encontraram no veado de cauda branca e Birras (1981) mostrou no corço, observaram a inativação da tiroide no veado vermelho no inverno e explicaram a reduzida atividade da tiroide no inverno nestas espécies à sua preparação especial para as condições de inverno.

Finerty e Cowdy (1962) e Junqueira *et al* (1998) descreveram o aumento do tamanho da glândula tiroide folicular no ser humano durante a hipoactividade e o coloide é fortemente basófilo, estando o folículo que o contém numa fase de intensa atividade metabólica, ao contrário dos folículos que contêm coloide acidófilo.

O diâmetro médio dos folículos da glândula tiroide em cabras núbias adultas varia entre 141 e 379 µm no lobo direito e entre 74,9 e 237,5 µm no lobo esquerdo durante o inverno e o verão, respetivamente, enquanto o diâmetro médio dos folículos em cabritos núbios é de 92,8 μm e 67,3 μm nos folículos centrais e periféricos, respetivamente. A altura do epitélio folicular da glândula tiroide de cabras adultas varia entre 3,25 μm e 5,7 μm durante o inverno e o verão, respetivamente (Hamad, 2008).

No cortador de grama (*Thryonomys swinderianus*), o diâmetro médio dos folículos arredondados pequenos é de 96,001 μm, e o dos folículos arredondados médios mede 180 μm, enquanto o dos folículos arredondados grandes é de 240,01 μm. A altura das células epiteliais dos folículos de tamanho pequeno, médio e grande é de 7,52 μm, 7,31 μm e 7,12 μm, respetivamente (Igbokwe, 2010).

A glândula tiroide apresentou uma variação sazonal na altura do folículo e na quantidade de coloide nos seus espaços foliculares (Krishna e Singh, 1998). Quando a glândula está inativa, o coloide é abundante e os folículos são grandes e as células foliculares são achatadas, mas quando a glândula está ativa, os folículos são pequenos, as células foliculares são cuboidais simples ou colunares simples e os bordos do coloide são recortados, formando muitas lacunas de reabsorção pequenas (Dellman e Brown, 1987 e Ganong, 2005).

Nos pequenos ruminantes, o epitélio de revestimento dos folículos da glândula tiroide varia entre o epitélio escamoso simples e o epitélio cuboidal simples. As células parafoliculares ou chamadas células C ou células claras encontram-se isoladamente entre as células epiteliais foliculares ou em pequenos grupos entre os folículos (Hamad,2008).

Num camelo com corcunda, os folículos são revestidos por epitélio escamoso simples a cúbico. Os núcleos estão localizados basalmente perto da membrana basal e têm uma forma esférica ou arredondada. A altura epitelial e o diâmetro folicular na glândula tireoide feminina são 49,597 μm e 362,16 μm, respetivamente, enquanto no macho atingem 48,75 μm e 363,93 μm, respetivamente (Igwenagu *et al.*, 2016).

As células de revestimento folicular são células colunares simples na maioria dos folículos, mas ocasionalmente são detectadas células foliculares cuboidais simples em alguns folículos grandes. Em geral, os folículos pequenos estão presentes principalmente na periferia. A forma das células foliculares também variava de folículo para folículo, de modo que as células epiteliais simples cuboidais e colunares estavam mesmo presentes num folículo, mas as células colunares eram mais frequentemente encontradas (Igbokwe e Ezeasor, 2015).

Existem dois tipos de células foliculares, dependendo do estado fisiológico, o primeiro tipo tem citoplasma escuro com núcleos esféricos azuis pálidos e aspeto vesicular, enquanto o segundo tipo tem citoplasma escuro com núcleos ovóides arroxeados escuros. Uma das caraterísticas mais marcantes é a presença de núcleos elípticos planos escuros óbvios que pertencem às células mioepiteliais contrácteis ou células em cesto, estas células situam-se perifericamente aos folículos e interpõem-se entre as células foliculares e a sua membrana basal (Hussin e Altaay, 2010).

Os folículos tiroidianos são revestidos por epitélio cuboidal simples, que apresenta núcleos redondos ou ovóides com cromatina esparsamente distribuída, e o citoplasma apresenta alguma vacuolização e intensa acidofilia. Os folículos da tiroide estão cheios de

O estroma apresenta alguns fibroblastos e poucas fibras de colagénio. O estroma apresenta alguns fibroblastos, poucas fibras de colagénio e boa vascularização (Gildo e Norberto, 1983).

Roy *et al* (1978) demonstraram que os folículos muito activos são revestidos por epitélio cuboidal simples ou epitélio colunar simples, ao passo que os folículos inactivos são revestidos por epitélio cuboidal simples a escamoso muito reduzido.

Os folículos da glândula tiroide do gato são revestidos por células simples colunares baixas a cuboidais. São observados dois tipos de folículos, folículos activos e inactivos, e a substância coloidal é ligeiramente corada (Prasanth *et al.*, 2012).

Nos porcos, a glândula tiroide é constituída por folículos esféricos que contêm material coloidal e estão rodeados por uma membrana basal; fora da membrana basal, encontram-se capilares e células do tecido conjuntivo com quantidades consideráveis de fibras de colagénio. Encontram-se dois tipos de células epiteliais: as células foliculares, mais numerosas, e as células claras esparsas ou células C (Young, 1963).

2. 2. 3. Coloide

Os folículos da tiroide continham um material coloidal corado de forma homogénea com gotículas coloidais observadas na periferia do coloide. O material coloidal é PAS-positivo (Igbokwe e Ezeasor, 2015).

As células foliculares do porco contêm numerosas gotículas coloidais e grânulos densos, que por vezes parecem entrar em contacto e depois coalescer (Wissig, 1960; Young e Leblond, 1963; Nadler, Young, Leblond e Mitmaker, 1964). Todos os folículos estão preenchidos com a substância coloidal, que se apresenta como um material semelhante a um gel e que apresenta uma coloração positiva para
Coloração PAS (Igwenagu, *et al.*; 2016).

Os folículos estão distendidos com coloide, podendo estar presentes pequenos vacúolos na superfície livre das células foliculares (Hussin e Altaay, 2010).

2. 2. 4. Células Parafoliculares

Embora as células luminosas sejam poucas, são células endócrinas importantes; existem entre as células epiteliais ou entre as células epiteliais e entre as células foliculares, quer isoladamente quer em grupos de duas ou três células; são células maiores, cerca de uma vez e meia, do que as células foliculares, com citoplasma de coloração clara e núcleos grandes (Steven *et al.*, 1970; Takashi *et al.*, 1984; Cunningham, 2002).

As células C ou células formadoras de calcitonina na tiroide do bisonte ocorrem mais frequentemente numa localização parafolicular típica, isoladamente ou em pequenos grupos, formando por vezes grupos maiores entre as células interfoliculares (Boguslaw *et al.*, 1992).

As células parafoliculares estão localizadas em todo o parênquima da glândula tiroide, entre os folículos que se dispersam isoladamente na tiroide do búfalo (Hussin e Altaay, 2009), enquanto no camelo as células C estão ausentes (Al-Fayaz, 1986), mas posteriormente Hussin (2003) relatou a presença de células C na glândula tiroide do camelo iraquiano.

Geralmente, nos caprinos, poucas células parafoliculares ovais a redondas ou células C localizam-se basalmente entre cada duas células foliculares, estão intimamente relacionadas com a membrana basal e nunca entram em contacto com o lúmen folicular (Igbokwe *et al.*, 2015).

Um grande número de células parafoliculares ou células C estão presentes entre os folículos na glândula tiroide dos gatos, são maiores em tamanho e o seu citoplasma está ligeiramente corado e estão dispostas em grupos entre os folículos (Prasanth *et al.*, 2012).

2. 2. 5. Istmo

Nos ovinos e caprinos, o istmo é substituído por um tecido fibroso ou está totalmente ausente (Roy *et al.*, 1978 e Habel, 1989), enquanto nos bovinos, o istmo é nitidamente glandular (Jelinek *et al.*, 2003), mas nos bovinos idosos pode ser reduzido a uma banda de tecido conjuntivo fibroso (Habel, 1989).

No camelo, o istmo é um tecido glandular (Taha e Abdel-Magied, 1994). Na cabra núbia, a estrutura do istmo é semelhânte à do tecido da tiroide (Hamad, 2008).

No búfalo iraquiano, os folículos do istmo são mais regulares do que os das outras regiões da glândula tiroide. O coloide é mais homogéneo na periferia e tem um perfil suave (Hussin e Altaay, 2010).

2. 3. Função da glândula tiroide

A glândula tiroide é uma glândula endócrina com uma caraterística única que está implicada em muitas funções importantes, caracterizada pela sua capacidade de concentrar uma grande quantidade de iodo para a síntese de tiroxina a partir da triiodotironina (Banks, 1993). A glândula tiroide tem um papel importante na secreção de intriiodotironina (T3), tiroxina (T4) e calcitonina no metabolismo e manutenção do cálcio. As hormonas da tiroide são consideradas como os principais controladores da produção de calor metabólico, necessário para a manutenção de uma temperatura corporal elevada e constante nos mamíferos. Também desempenham um papel na reprodução e no desenvolvimento (Danforth e Burger, 1984). A glândula tiroide segrega hormonas que regulam o crescimento e o metabolismo e desempenha um papel fundamental no desenvolvimento e diferenciação dos tecidos. As hormonas tiroideias são cruciais para o desenvolvimento do cérebro do feto e para muitos outros aspectos da gravidez e do crescimento fetal.

A tiroxina é essencial para o metabolismo correto do corpo e desempenha um papel vital no desenvolvimento e diferenciação de todas as células do corpo (Choksi *et al.*, 2003).

Entre as glândulas endócrinas, a glândula tiroide responde rapidamente às alterações das condições ambientais (McDonaldL,1980 e Nazki *et al.*, 1986). Breazile (1971) mencionou que a tiroide influencia a taxa de produção de calor, esta ação das hormonas da tiroide permite que o animal se adapte à variação da temperatura ambiental. As hormonas tiroideias estão envolvidas na termoregulação do organismo. Em colaboração com outras hormonas, elevam a temperatura do corpo através da oxidação de gorduras, hidratos de carbono e proteínas e da subsequente libertação de calor (Bazhenov e Sydykov,1981; Borysenko e Beringer,1984).

As alterações da temperatura parecem ser uma das influências das funções da tiroide. O ambiente frio pode atuar através do eixo hipotálamo-hipófise-adrenal para aumentar a libertação de hormonas da tiroide e pode alterar o equilíbrio periférico das hormonas da tiroide, aumentando a conversão extra-tiroideia de T4 em T3 e aumentando a renovação das hormonas da tiroide, ou seja, diminuindo as meias-vidas das hormonas (Beyzai e Adibmoradi, 2010).

As hormonas tiroideias são produzidas pelas células foliculares que compõem a maior parte do parênquima, são armazenadas no fluido folicular e posteriormente decompostas para produzir os produtos finais que são depois libertados na corrente sanguínea (Dyce *et al.*, 2002).

A glândula tiroide tem um impacto significativo no trato reprodutor masculino e na espermatogénese. As suas hormonas têm um papel regulador significativo na função esteroidogénica das células de Leydig (Mendis e Ariyaratne, 2004). Também existem receptores da hormona tiroideia nas células germinativas desenvolvidas, nas células de Sertoli, nas células de Leydig, nos espermatozóides e nas células peritubulares nos ratos neonatais, pré-púberes e adultos e na fertilidade masculina (Buzzard *et al.*, 2000). São cruciais para o funcionamento normal devido ao seu controlo sobre a taxa metabólica basal do corpo, o crescimento e o desenvolvimento dos órgãos e estimulam o metabolismo oxidativo em muitos tecidos do corpo (Wagner *et al.*, 2008).

A glândula tiroide desempenha um papel importante no sistema reprodutor feminino. O hipotiroidismo é uma das condições mais importantes observadas na espécie bovina, que se caracteriza por cio silencioso, parto parado, retenção de placenta e endometrite purulenta (Sastry,1983). O hipotiroidismo não só suprime o desenvolvimento dos ovários imaturos, como também o funcionamento fisiológico normal dos ovários desenvolvidos (Nasseri *et al.*, 1987). A glândula tiroide tem estado indiretamente envolvida na hipomagnesemia, como se observa na tirotoxicose (shelke *et al.*, 2009), enquanto o hipertiroidismo pode provocar um aumento do metabolismo e da transpiração (Withers, 1992). As alterações nos níveis das hormonas T3 e T4 estão sob a influência da temperatura ambiente (Webster *et al.*, 1991 e Todini *et al.*, 1992). Além disso, tem sido relatado que a condição fisiológica tem um efeito sobre a atividade da glândula tiroide (Todini, 2007).A temperatura ambiental tem um efeito predominante sobre a atividade da glândula tiroide em cabras brancas em diferentes períodos fisiológicos (Polat *et al.*, 2014).

A glândula tiroide produz três hormonas, cada uma das quais é essencial para o metabolismo e a homeostase normais. São sintetizadas e segregadas pelas células foliculares e os efeitos das hormonas tiroideias no crescimento e metabolismo em todas as fases do desenvolvimento dos mamíferos (Janini *et al.*, 1995; Huszenica *et al.*, 2002 e Capen e Martin, 2003). No embrião, estas hormonas mostraram efeitos importantes na proliferação, diferenciação e migração das células, bem como no crescimento e no metabolismo (Krees *et al.*, 2009). As hormonas da tiroide são importantes para a reprodução normal, o desempenho produtivo, o crescimento, a produção de leite e de fibras capilares nos animais domésticos, afectando assim a produtividade dos animais de criação (Tondini, 2007). Além disso, a glândula tiroide produz calcitonina a partir das células parafoliculares ou células C, que regula o metabolismo do cálcio. A calcitonina é um bom marcador para identificar as células C na glândula tiroide dos suínos. As células C positivas para calcitonina são detectadas nas glândulas tiroide de cavalos, porcos, veados e mulas adultos (Blahser, 1978). Também se demonstrou que a somatostatina está presente em poucas células da tiroide de cães (Yamada *et al.*, 1977).

A calcitonina como fator hipocalcémico em vários mamíferos, que a calcitonina inibiu a reabsorção óssea e reduziu o efluxo a partir da tíbia isolada de um gato, sendo o osteoclasto o seu principal local de ação (Inzerillo *et al.*, 2002).

Em várias espécies de mamíferos, a glândula tiroide possui um grande número de outros péptidos reguladores que também são produzidos nos grânulos secretores das células parafoliculares, para além da calcitonina. Alguns deles estão co-localizados com a calcitonina nas células C e incluem a tiroliberina, a somatostatina, a cromogranina, o péptido libertador de gastrina katacalcin I e II e a halodermina (Ahren,1991; Sawicki, 1995). Também se demonstrou que a somatostatina está presente em poucas células da tiroide de cães (Yamada *et al.*, 1977). A somatostatina inibe a secreção da hormona estimulante da tiroide (TSH), como demonstrado *in vivo* em ratos e em seres humanos. Também inibe a produção de AMP cíclico estimulada pela TSH nas tiróides humanas (Ahren, 1991).

A somatostatina inibe a secreção de quase todas as hormonas segregadas a partir do trato gastrointestinal e inibe o crescimento normal dos tecidos (Schally, 1987). A presença de somatostatina nas células C da glândula tiroide varia acentuadamente entre espécies e durante o desenvolvimento da glândula tiroide (Kameda, 1984)

A somatostatina é uma proteína distribuída pelo sistema nervoso central e periférico e nos tecidos periféricos, incluindo o pâncreas endócrino, o trato gastrointestinal, a glândula suprarrenal, os rins e a glândula tiroide. A somatostatina inibe a secreção de TSH em ratinhos (England e Atkin, 2002).

As células parafoliculares estão localizadas no estroma interfolicular, que produz principalmente a calcitonina para regular o metabolismo do cálcio e reduz os níveis de cálcio no sangue, suprimindo a ação de reabsorção dos osteoclastos e promovendo a deposição de cálcio nos ossos através do aumento da taxa de calcificação osteoide (Mescher, 2010) e produz também alguns outros péptidos reguladores da tiroide, como a somatostatina, a cromogranina A e a enolase específica dos neurônios (NSE), que estão provavelmente envolvidos na regulação intratiroideia das células foliculares (Sawicki, 1995).

CAPÍTULO 3

3. Materiais e métodos

3.1. Procedimentos do estudo

Este estudo foi concebido para investigar e comparar o aspeto anatómico e histológico das glândulas tiróides em gazelas indígenas (*Gazella subgutturosa*) e carneiros (*Ovis aris*) machos adultos. O presente estudo utilizou um número total de oito gazelas macho adultas (2 anos) saudáveis e oito carneiros adultos (2 anos) saudáveis. As gazelas foram trazidas da reserva natural de AL-maddaen-Iraque, enquanto os carneiros foram trazidos do matadouro de Al-Shuala. As gazelas foram mantidas em boas condições (ao ar livre) e receberam ração e água ad libitum. Todos os animais foram pesados numa balança manual e registados em quilogramas. O peso das gazelas variou entre 15 e 19 kg e o peso médio foi de 16,66 kg, enquanto o peso dos carneiros variou entre 27 e 36 kg e o peso médio foi de 31,45 kg.

3. 2. Conceção experimental

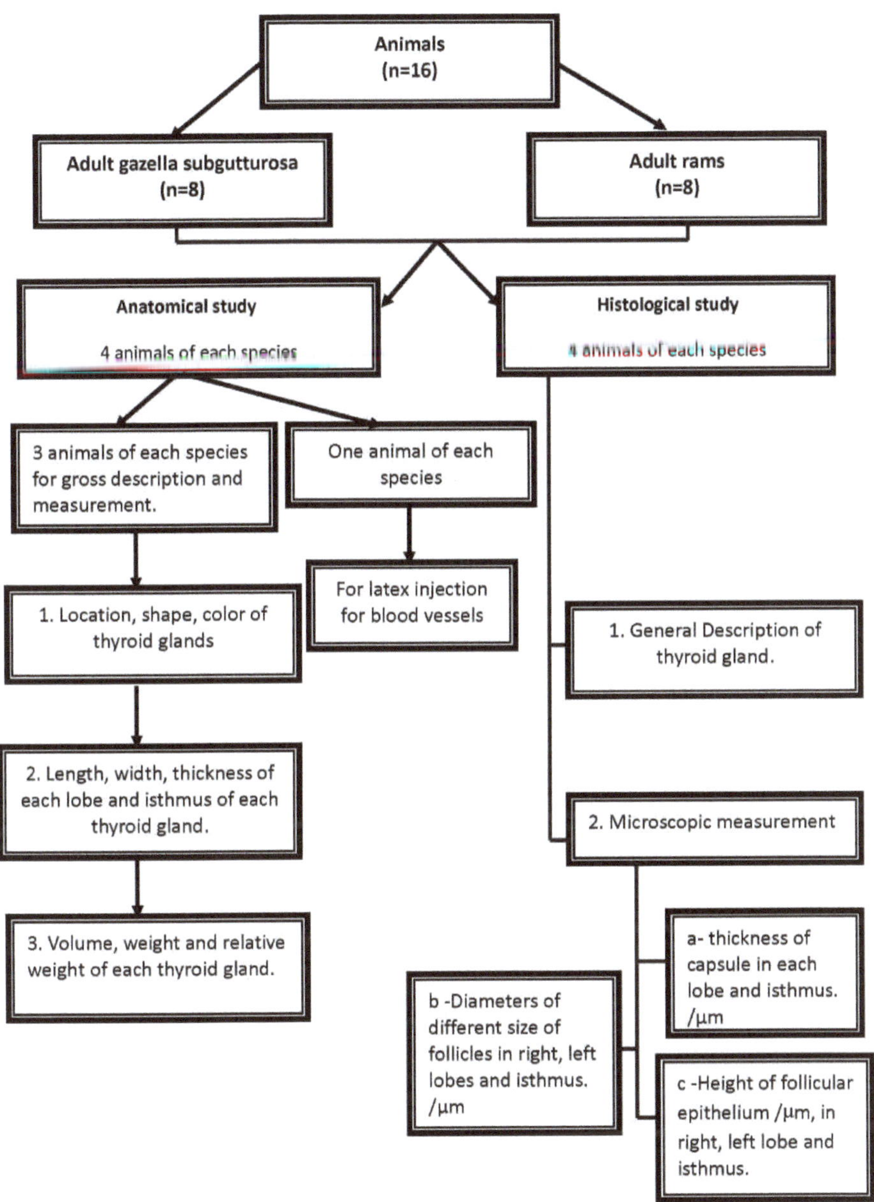

3.3. Estudo anatómico

Foram utilizados quatro gazelas adultas machos locais e quatro carneiros para as observações anatómicas. As gazelas foram pesadas antes da sua eutanásia por injeção I\V de uma dose elevada de xilazina (Rampon) na veia jugular (0,02mg/ kg. B w) e deixadas durante 15 minutos para completar a anestesia (Tom e Sue, 2007).

Após a escarificação dos animais, a pele da superfície ventral do pescoço foi incisada com um bisturi cirúrgico e dissecada até aparecerem claramente os dois lóbulos e o istmo da glândula tiroide. A localização, a cor, a forma e os limites dos dois lóbulos e do istmo foram estudados e, em seguida, toda a glândula foi cuidadosamente removida, tendo sido registados os restantes parâmetros anatómicos, que incluem

a.   O comprimento (eixo longitudinal mediano), a largura, a espessura de cada lóbulo da glândula e o istmo, o comprimento e a largura de cada lóbulo da glândula tiroide foram medidos utilizando um calibre de vernier colocado nos dois pontos verticais e horizontais opostos mais elevados da glândula, respetivamente (Usende *et al.,* 2014).

b.   Peso da glândula total, peso de cada lóbulo e do istmo, utilizando uma balança sensível (Balança digital, modelo: SF-830/China).

c.   O volume da glândula e de cada lóbulo foi realizado pelo método de deslocamento de água.

3.4. Estudo do fornecimento de sangue

Para descrever a irrigação sanguínea da glândula tiroide, tanto na gazela como no carneiro, os animais foram anestesiados por injeção de uma combinação de xilazina (0,1- 0,2 mg/kg) e cetamina (11 mg/kg) (Tom e Sue, 2007). peso corporal. A artéria carótida comum foi exposta e foi feita uma pequena incisão no terço proximal do pescoço. Após a hemorragia completa do animal, foi injectada formalina a 10% através da artéria carótida comum, bombeando o motor até aparecer

espuma na abertura natural do corpo. O látex foi preenchido em todos os vasos sanguíneos e, em

seguida, a região da glândula tiroide foi cuidadosamente dissecada para investigar o aparecimento

dos vasos sanguíneos da glândula tiroide.

3.5. Estudo histológico

No presente estudo, foram utilizados (4) gazelas macho adultas e (4) carneiros para o estudo

histológico. Ambas as espécies de animais foram pesadas e, em seguida, a glândula tiroide foi

imediatamente removida e lavada com solução salina, tendo sido retirados pequenos pedaços de

tecido do lóbulo direito, do lóbulo esquerdo e do istmo, procedendo-se, em seguida, à técnica

histológica de rotina, como se segue:

1. A glândula foi lavada.

2. Fixação: As amostras foram fixadas em formalina neutra tamponada a 10% durante 72 horas à

temperatura ambiente.

3. Lavagem: Após a fixação, as amostras foram lavadas com água corrente da torneira durante

(uma a duas) horas para remover o excesso de materiais fixadores.

4. Desidratação: Esta etapa foi efectuada para remover gradualmente a água dos espécimes,

utilizando uma série gradual de etanol (70%, 80%, 90% e 100%) durante duas horas para cada

concentração.

5. Limpeza: após a desidratação, os espécimes foram limpos em xileno durante 2 vezes, cada uma
com a duração de 1 hora em cada etapa.

6. Infiltração: Nesta fase, a parafina fundida (ponto de fusão entre 55-60 °C) foi utilizada em duas

etapas, duas horas para cada uma, utilizando uma estufa regulada para 58 °C.

7. **Incorporação:** Esta etapa foi efectuada utilizando moldes em forma de L, os espécimes foram vertidos em blocos de cera de parafina para serem preparados para seccionamento.

8. **Corte:** utilizar uma lâmina afiada para preparar a superfície do bloco adequada à lâmina do micrótomo.

9. **Seccionamento:** utilizando um micrótomo rotativo, as secções têm uma espessura de 5-6 μm. Em seguida, as secções são transferidas para um banho de água a uma temperatura de 52 °C.

10. **Montagem:** Depois de as secções serem retiradas do banho, são fixadas numa lâmina com albumina de Mayer (mistura de albumina de ovo com glicerina e timol). Em seguida, as lâminas foram secas numa estufa (40°C) durante 24 horas.

11. **Coloração:** As secções histológicas foram coradas com os diferentes corantes:

1. **Coloração de Hematoxilina de Harris e Eosina:** É uma coloração de rotina para o estudo histológico geral para mostrar as estruturas microscópicas dos tecidos.

2. **Reagente ácido periódico de Schiff (PAS):** Para a coloração de mucopolissacáridos de hidratos de carbono, mucoprotien, glicoproteínas e membrana basal.

3. **Coloração de Tricrómio de Masson:** Para demonstrar as fibras de colagénio e as fibras musculares lisas. (Luna, 1968; Bancroft e Stevens, 1990).

3.5. 1. Histomorfometria

Os parâmetros microscópicos que foram medidos incluem:

1. **Espessura da cápsula:** A espessura da cápsula dos lobos direito e esquerdo e do istmo foi efectuada com uma ampliação de X10.

2. **Altura do epitélio:** Esta foi efectuada traçando uma linha desde a membrana basal epitelial até

à superfície apical das células epiteliais com uma ampliação de X400 (Igwenagu *et al.*, 2016).

3. Diâmetro folicular: Foi traçada uma linha reta tanto vertical como horizontalmente a partir da membrana basal até à membrana basal oposta dos folículos de tamanho pequeno, médio e grande com uma ampliação de X10 e as médias foram obtidas divididas por dois (Igwenagu *et al.*, 2016).

As secções histológicas deste estudo foram examinadas utilizando um microscópio de luz (Olympus/Japão) e, em seguida, as secções foram fotografadas utilizando um microscópio (Olympus/Japão) e uma câmara Future Win Joe, com diferentes ampliações (X4; X10; X20; X40; X100). Todos os parâmetros histológicos foram medidos utilizando o software fiji- win32 (2).zip-WinRAR.

3.6. Análise estatística

O programa Statistical Analysis System - SAS (2012) foi utilizado para explorar os factores de diferença nos parâmetros estudados. O teste da diferença mínima significativa -LSD (Anova e teste T) foi utilizado para comparar significativamente as médias neste estudo.

CAPÍTULO 4

4. Resultados

4. 1. Estudo anatómico

4. 1. 1. Anatomia macroscópica; Localização, dimensões, volume e peso da glândula tiroide

A. Gazela

Os resultados anatómicos deste estudo na gazela indígena macho (*Gazella subgutturosa*) revelaram que a glândula tiroide era um órgão castanho-avermelhado com dois lóbulos, os lóbulos esquerdo e direito rodeados por uma cápsula fina, os dois lóbulos estavam totalmente separados e ligados por um istmo (Fig. 1). Os lóbulos estavam situados na parte cranial da traqueia e, na sua parte lateral, inseridos na fáscia cervical (Fig. 2). O lobo direito era ligeiramente cranial e ligeiramente mais curto do que o esquerdo. Estende-se do primeiro ao sexto anel traqueal (Fig. 2), enquanto o lobo esquerdo se estende do segundo ao sétimo anel traqueal, formando uma depressão semelhante a uma bolsa (Fig. 3). A forma de ambos os lobos era a de uma massa compacta oval ou elíptica alongada, com a extremidade craniana arredondada e a extremidade caudal estreita, com duas superfícies lisas, a lateral e a medial (Fig. 1, 2). A superfície lateral de cada lobo era convexa e estava relacionada com muitas estruturas, como a artéria carótida comum, a veia jugular, o tronco vasossimpático e o esternomastoideu, que atravessavam os bordos ventrais de ambos os lobos e o aspeto ventrolateral do istmo. A superfície medial era plana a ligeiramente côncava e estava relacionada com os anéis traqueais (Fig. 2) e tinha dois bordos (ventral e dorsal), sendo o bordo ventral mais fino do que o bordo dorsal e coberto pelo esternomastóideo. O istmo era uma fita fina e estreita que ligava os dois lóbulos nas suas extremidades caudais e se cruzava no aspeto ventral da traqueia ao nível do 7th e do 8th anel traqueal (Fig. 1, 2).

Os valores médios do peso de toda a glândula tiroide foram de 1,47 g, os valores médios do peso dos animais da gazela foram de 16,66 kg, o peso relativo médio foi de 0,0088 % e o volume foi de

3,00 ml (Quadro 1).

Os valores médios do peso, comprimento, largura, espessura e volume do lobo direito foram de 0,62 mg, 23,94 mm, 9,87 mm, 4,156 mm, 1,060 ml, respetivamente, e os do lobo esquerdo foram de 0,713 mg, 25,026 mm, 9,886 mm, 4,37 mm, 1,08 ml, respetivamente (quadro 2). Todos os parâmetros acima mencionados do lobo esquerdo eram ligeiramente mais elevados (não significativos) do que os do lobo direito (Tabela 2).

Os valores médios do istmo; peso, comprimento, largura e volume foram 0,10 g, 25,45 mm, 1,983 mm, 0,733 ml, respetivamente (Tabela 3).

B. Carneiros

A glândula tiroide dos carneiros situava-se na região do pescoço, **sendo** constituída por dois lobos (esquerdo e direito), ligados entre si por um istmo. Localizavam-se na parte craniana e na face ventrolateral da traqueia, inseridos na fáscia cervical. O lobo esquerdo era ligeiramente mais longo e cranial do que o direito e estendia-se da cartilagem cricoide ao sexto anel traqueal, enquanto o lobo direito se estendia do primeiro ao quinto anel traqueal (Fig. 4).

A glândula tiroide era de cor castanha avermelhada, de forma oval alongada, com ambas as extremidades caudais estreitas e as extremidades cranianas ligeiramente arredondadas (Fig. 5). A textura da glândula era compacta, com superfícies lisas, as superfícies lateral e medial. A superfície lateral era convexa e estava relacionada com a artéria carótida comum, **a** veia jugular, o tronco vasossimpático e o esternomastóideo, que atravessavam os bordos ventrais de ambos os lóbulos e o aspeto ventrolateral do istmo, enquanto a superfície medial era lisa, plana a ligeiramente côncava e relacionada com os anéis traqueais, **com** dois bordos, o ventral e o dorsal, **sendo** o ventral mais fino do que o dorsal e com duas extremidades extremidades cranial e caudal (Fig. 4). O istmo era uma estrutura em fita fina **e** larga que ligava os dois lobos perto das suas extremidades caudais (5 mm) e atravessava a superfície ventral dos anéis traqueais ao nível do quarto anel traqueal (Fig. 4).

Os valores médios do peso de toda a glândula tiroide foram de 1,72 g, os valores médios do peso corporal do animal foram de 31,45 kg, o peso relativo foi de (0,0054%) e o volume foi de 2,14 ml (Tabela 1).

Não houve diferenças significativas no peso da glândula tiroide entre a gazela e o carneiro, mas houve diferenças significativas no peso, no peso relativo (%) e no volume da glândula entre eles a p <0,05 (Quadro 1).

Os valores médios de peso, comprimento, largura, espessura e volume do lobo direito da tiroide foram 0,78 g, 27,48 mm, 10,60 mm, 3,52 mm e 1,066 ml, respetivamente (Tabela 2). Os valores correspondentes do lobo esquerdo da tiroide foram 0,84 g, 28,91 mm, 10,84 mm, 3,79 mm e 1,20 ml, respetivamente (Tabela 2).

Tal como na gazela, todas as medidas acima referidas do lóbulo esquerdo foram ligeiramente superiores (sem significado) às do lóbulo direito (quadro 2).

Os valores médios do peso, comprimento, largura e volume do istmo foram de 0,137 g, 31,80 mm, 0,93 mm e 0,05 ml, respetivamente (Tabela 3). Houve uma diferença significativa de p<0,05 no comprimento, largura e volume entre a gazela e o carneiro (Tabela 3).

O presente estudo mostrou que o peso, **o** comprimento, a largura e o volume do lóbulo direito eram ligeiramente mais elevados no carneiro do que na gazela, mas a análise estatística revelou uma diferença significativa de p<0,05 apenas nos respetivos comprimentos e espessuras (Tabela 4). O peso, **o** comprimento **e** a largura do lobo esquerdo também foram ligeiramente mais elevados no carneiro do que na gazela (Quadro 4), **tendo** havido uma diferença significativa de p< 0,05 apenas nos seus comprimentos (Quadro 4).

Os presentes resultados revelaram que a média do peso e do comprimento do istmo no carneiro era ligeiramente superior à da gazela, enquanto a largura e o volume da gazela eram ligeiramente superiores aos do carneiro e havia diferenças significativas de p<0,05 entre eles no que respeita ao comprimento, largura e volume (Quadro 3).

4.1. 2. Fornecimento de sangue

A. Gazela

O presente estudo mostrou que a glândula tiroide da gazela era alimentada pelo sangue das artérias tiróideas cranial e caudal, que se ramificavam a partir da artéria carótida comum (Fig. 6).

A artéria tiroideia craniana era a continuação direta da artéria laríngea que se originava da artéria carótida comum na extremidade craniana da laringe. Passa caudalmente sobre a superfície dorsal e dá dois ramos à laringe e continua como artéria tiroideia craniana, que se divide em dois ramos antes de entrar na extremidade craniana da glândula tiroide.

A artéria tiroideia caudal tem origem na artéria carótida comum ao nível do terceiro anel traqueal e dirige-se caudoventralmente para a extremidade caudal da tiroide, dividindo-se depois em três ramos:

1. O primeiro ramo pequeno passa sobre o anel traqueal para fornecer a parte cranial da traqueia.
2. O segundo ramo entrava na extremidade caudal da glândula para fornecer a parte caudal da glândula tiroide.

3. O terceiro ramo passou adjacente à extremidade caudal atingindo o istmo e depois o supriu (Fig. 6, 7).

B. Carneiro

O presente estudo mostrou que os lóbulos da tiroide do carneiro recebiam o seu suprimento sanguíneo através de duas artérias, ambas originárias da artéria carótida comum (Fig. 8). Estas artérias eram a artéria tiroideia dorsal, que se dividia em dois ramos, um dos quais entrava na extremidade craniana da glândula e o segundo passava ao longo da borda dorsal da glândula e penetrava na glândula na sua região média, enquanto a artéria tiroideia ventral passava atingindo a borda ventral da glândula tiroide. Deu um ramo à glândula salivar mandibular e depois deu vários ramos pequenos na borda ventral da glândula (Fig. 8).

2.2. Achados histológicos

A. Glândula tiroide da gazela

A estrutura geral da glândula tiroide na gazela macho revelou um padrão comum de histomorfologia dos mamíferos.

Cápsula

A glândula tiroide da gazela macho estava coberta por uma cápsula fina composta por um tecido conjuntivo denso, irregular e interno que continha fibras colagénicas e elásticas, fibroblastos fusiformes e uma fina camada externa de tecido adiposo que apresentava limites celulares claros, interpostos por fibras colagénicas com algumas fibras elásticas (Fig. 9, 10, 11). Fios finos de trabéculas estendiam-se da cápsula, que apresentava vasos sanguíneos de tamanho pequeno e médio, para o parênquima glandular (Fig. 12), dividindo-o em lóbulos grandes e pequenos distintos (Fig. 13).

A espessura média da cápsula dos lobos direito, esquerdo e istmo foi de 199,36 µm, 200,51 µm e 210,18 µm, respetivamente (tabela 5). A espessura média do lobo direito foi menor do que a do lobo esquerdo e do istmo de forma não significativa (p < 0,05) (tabela 5).

Folículos

Cada lóbulo nos lobos direito e esquerdo era constituído por uma agregação de folículos de diferentes formas e tamanhos (Fig. 14), cada um rodeado por uma membrana basal, tecido conjuntivo fino de fibras de colagénio, fibroblastos e um grande número de capilares (Fig. 15). Foram encontrados folículos de diferentes formas: arredondados, ovais, alongados, poligonais e irregulares. Predominaram os folículos redondos e ovais. Foram identificados três tamanhos principais de folículos: folículos de tamanho grande, médio e pequeno (Fig. 16). Os folículos grandes intercalados com folículos pequenos e médios foram detectados perto da cápsula e em direção ao centro, com poucas excepções, os folículos grandes estavam localizados em direção ao centro da glândula (Fig. 17, 18). Poucos folículos de tamanho muito grande se misturaram com numerosos folículos de tamanho pequeno e médio (Fig. 18).

O istmo parecia glandular e apresentava folículos de vários tamanhos e formas. O istmo apresentava folículos de tamanho pequeno, médio e grande, folículos de menor densidade ou menos apinhados e uma grande quantidade de tecido conjuntivo intersticial. Os folículos pareciam mais regulares do que noutras partes da glândula, sendo na sua maioria de forma arredondada e oval e contendo substância coloidal (Fig. 19).

Os diâmetros médios dos folículos de pequeno, médio e grande porte foram 59,13 μm, 76,12 μm e 143,72 μm, respetivamente no lobo direito (Tabela 5), enquanto no lobo esquerdo foram 60,11μm, 74,11μm e 143,09 μm, respetivamente, e os mesmos parâmetros foram 51,24 μm, 69,19 μm e 118,70 μm, respetivamente no istmo (Tabela 5).A análise estatística revelou diferenças não significativas nos parâmetros mencionados entre os lobos esquerdo e direito $p < 0,05$, mas houve uma diferença significativa ($p < 0,05$) entre eles e o istmo em (Tabela 5).

O epitélio de revestimento dos folículos variava de epitélio cuboidal simples com núcleos esféricos (Fig. 20) a epitélio colunar simples baixo e alto com núcleos esféricos a ovais (Fig. 21, 22). Muito poucos folículos eram revestidos por epitélio escamoso simples com núcleos achatados (Fig. 23).

A altura média das células foliculares foi de 28,53 μm no lobo direito, 27,72 μm no esquerdo e 25,36 μm no istmo (tabela 5). Não houve diferença significativa ($p < 0,05$) entre os lobos esquerdo, direito e istmo. (Tabela 5).

A glândula tiroide também era constituída por uma fina rede de tecido conjuntivo interfolicular rica em capilares sanguíneos que rodeavam cada folículo (Fig. 22). Um dos achados mais marcantes foi a presença de núcleos achatados e escuros, pertencentes às células mioepiteliais ou células em cesto que se interpunham entre as células foliculares e a membrana basal (Fig. 21, 22).

Células parafoliculares ou células C

Estavam geralmente presentes poucas células parafoliculares ou células C, que se apresentavam como células grandes ovais a redondas e exibiam um citoplasma mais ligeiramente corado do que o das células foliculares com núcleos densamente corados, apresentando-se como uma única célula ou em grupos de duas ou três células (Fig. 24). Estas células estavam posicionadas entre as células foliculares e algumas entravam em contacto com o coloide, a base de ambas as células foliculares e as células parafoliculares assentavam numa membrana basal distinta e algumas outras células estavam localizadas no tecido interfolicular e não podiam entrar em contacto com o lúmen folicular. No istmo, as células parafoliculares também foram observadas como nos lóbulos da tiroide (Fig. 11).

Coloide

Todos os folículos continham uma quantidade variável de substância coloidal eosinofílica nos espaços intrafoliculares. Verificou-se uma coloração uniforme ou homogénea (Fig. 21) e uma coloração não uniforme do coloide, na qual apareceram muitos ou poucos vacúolos vazios visíveis na periferia do coloide armazenado (Fig. 25) e alguns folículos não continham coloide (Fig. 26). O coloide apresenta um grau de densidade variável, alguns folículos contêm material coloidal eosinofílico densamente corado. Estas substâncias coloidais com coloração distinta eram fortemente PAS positivas e apresentavam cor magenta (Fig. 9). Alguns folículos continham material coloidal fracamente corado, pelo que o coloide nestes folículos era fracamente positivo para PAS (Fig. 27).

B. Glândula tiroide do carneiro

A estrutura histológica geral da glândula tiroide do carneiro era semelhante à da gazela.

Apresentava folículos agregados presentes em lóbulos que estavam cobertos pela cápsula.

Cápsula

A glândula apresenta uma cápsula fina composta por uma camada exterior de tecido adiposo com limites claros de adipócitos, com feixes grossos e finos de fibras colagénicas e elásticas. A camada interna apresenta fibras colagénicas grossas e finas, poucas fibras elásticas, fibroblastos e elementos vasculares distintos (Fig. 28). As trabéculas contendo tecido conjuntivo e elementos vasculares penetravam no parênquima formando grandes lóbulos com muito poucos lóbulos pequenos. Estes lóbulos eram constituídos por folículos de tamanho variável (Fig. 29).

A espessura média da cápsula dos lobos direito, esquerdo e istmo foi de 195,11 µm, 199,95 µm e 219,69 µm, respetivamente (tabela 5). Como na gazela, a espessura média da cápsula do lobo direito foi menor do que a do lobo esquerdo e do istmo, não houve diferença significativa entre os lobos direito e esquerdo, mas houve uma diferença significativa ($p < 0,05$) entre eles e o istmo (tabela 5).

Folículos

Os folículos nos carneiros variavam em forma e tamanho. Foram encontradas diferentes formas de folículos: redondos, ovais, poligonais e irregulares. Predominaram os folículos de forma redonda e oval (Fig. 30). Foram identificados três tamanhos principais de folículos: os folículos de tamanho grande, médio e pequeno. Também se observaram alguns folículos muito grandes dispersos entre os outros folículos de tamanho principal (Fig. 30, 31).

Tal como na gazela, o istmo apresentava uma natureza glandular caracterizada por vários tamanhos e formas de folículos. O istmo apresenta um tamanho mais pequeno, **uma** menor densidade de folículos e uma forma mais regular do que as outras partes da glândula, sendo na sua maioria arredondados e ovais e contendo material coloidal (Fig. 32).

Os diâmetros médios dos folículos de tamanho pequeno, médio e grande foram 59,87 µm, 78,79 µm e 150,03 µm, respetivamente, para o lobo direito (tabela 5), enquanto para o lobo esquerdo foram 64,87 µm, 77,68 µm e 145,86 µm, respetivamente. Os mesmos parâmetros foram 51,00 µm, 70,19 µm e 125,82 µm, respetivamente, para o istmo (tabela 5). A análise estatística não revelou diferença significativa (p < 0,05) nos parâmetros acima mencionados entre os lobos esquerdo e direito, mas houve uma diferença significativa entre eles e o istmo (tabela 5).

Os folículos tiroidianos eram revestidos por uma única camada de células epiteliais. Na maioria dos casos, o epitélio de revestimento era um epitélio cuboidal simples com núcleos esféricos (Fig. 33) e, ocasionalmente, observava-se um epitélio colunar simples. Muitos outros folículos eram revestidos por epitélio escamoso simples com núcleos achatados (Fig. 34).

A altura média das células foliculares foi de 17,83 µm para o lobo direito, 17,75 µm para o lobo esquerdo e 17,48 µm para o istmo (tabela 5). Não houve diferença significativa (p < 0,05) entre os lobos esquerdo, direito e o istmo (tabela 5).

A glândula tiroide também é constituída por uma fina rede de tecido conjuntivo interfolicular rica em capilares sanguíneos que envolve cada folículo (Fig. 35).

Muito poucas células mioepiteliais ou células de Basket, que possuem núcleos escuros e planos, interpõem-se entre as células foliculares e a membrana basal.

As medições na Tabela 6 revelaram que a espessura média da cápsula do lóbulo direito na gazela foi de 199,36 µm, enquanto no carneiro foi de 195,11 µm, não havendo diferença significativa entre eles a p<0,05.

O diâmetro médio dos folículos de tamanho pequeno, médio e grande no lobo direito da gazela foi de 59,13 µm, 76,12 µm e 143,72 µm, respetivamente (Tabela 6), enquanto os mesmos parâmetros no lobo direito do carneiro foram 59,87 µm, 78,79 µm e 150,03 µm, respetivamente (Tabela 6). Também não houve diferença significativa entre gazela e carneiro a p < 0,05 em todos os parâmetros mencionados (Tabela 6).

A altura média do epitélio no lobo direito foi de 28,53 μm e 17,83 μm para a gazela e o carneiro, respetivamente (tabela 6), mas houve uma diferença significativa entre eles em p < 0,05 (tabela 6).

Enquanto para o lobo esquerdo, a espessura média da cápsula na gazela foi de 200,51 μm e para o carneiro foi de 199,95 μm, não houve diferença significativa entre eles em p < 0,05 (tabela 6).

O diâmetro médio dos folículos de pequeno, médio e grande porte no lobo esquerdo da gazela foi de 60,11 μm, 74,11 μm e 143,09 μm, respetivamente (Tabela 6), o diâmetro médio dos folículos de pequeno, médio e grande porte no lobo esquerdo do carneiro foi de 64.87 μm, 77,68 μm e 145,86 μm, respetivamente (Tabela 6), também como no lobo direito não houve diferença significativa entre gazela e carneiro em p <0,05 em todos os parâmetros mencionados (Tabela 6).

A altura média do epitélio no lóbulo esquerdo foi de 27,72 μm e 17,75 μm para a gazela e o carneiro, respetivamente (tabela 6), mas houve uma diferença significativa entre eles com p < 0,05 (tabela 6).

A partir da (Tabela 6), a espessura média da cápsula do istmo na gazela foi de 210,18 μm e no carneiro foi de 219,69 μm, não houve diferença significativa entre eles em p < 0,05.

O diâmetro médio dos folículos de pequeno, médio e grande porte no istmo da gazela foi de 51,24 μm, 69,19 μm e 118,70 μm, respetivamente e no carneiro foi de 51,00 μm, 70,19 μm, 125,82 μm, respetivamente (Tabela 6), já no lobo direito não houve diferença significativa entre gazela e carneiro a p<0,05 em todos os parâmetros mencionados (Tabela 6).

A altura média do epitélio no istmo foi de 25,36 μm e 17,48 μm para a gazela e o carneiro, respetivamente (Tabela 6), e houve uma diferença significativa (p < 0,05) entre eles. (Tabela 6).

Células parafoliculares ou células C

Em geral, estavam presentes poucas células parafoliculares ou células C. Algumas estavam posicionadas entre as células foliculares, entravam em contacto com o coloide e repousavam com o epitélio folicular numa membrana basal distinta (Fig. 36) e outras estavam presentes entre os folículos no tecido conjuntivo intersticial (Fig. 33). Estas células claras alargadas apresentavam-se como células ovais a redondas e exibiam um citoplasma mais ligeiramente corado do que as células foliculares (Fig. 36).

Coloide

A maioria dos folículos continha uma quantidade variável de substância coloidal eosinofílica no lúmen folicular. Havia uma quantidade homogénea e não homogénea de material coloidal que continha grandes vacúolos vazios periféricos coloidais e que apareciam como áreas claras. Outros folículos não continham materiais coloidais (Fig. 33, 35), alguns folículos continham um coloide eosinofílico denso e homogéneo e eram fortemente positivos para PAS (Fig. 37). Alguns folículos continham material coloidal fracamente corado, estes folículos com materiais coloidais eram fracamente positivos para PAS.

Quadro 1: Parâmetros anatómicos da glândula tiroide em gazela indígena e carneiros:

Parameters	Gazelle Mean± SE	Rams Mean± SE	T-Test
Total weight of gland (g)	1.47 ± 0.06	1.72 ± 0.03	0.267 NS
Weight of animal(kg)	16.66 ± 1.07	31.45 ± 2.53	5.482 *
Relative weight (%)	0.0088 ± 0.57	0.0054 ± 0.19	1.974 *
Total volume of gland (ml)	3.00 ± 0.06	2.14 ± 0.03	0.448 *
* (P<0.05) significant, NS: Non-Significant.			

Tabela 2: Parâmetros anatómicos dos lobos direito e esquerdo da gazela e do carneiro indígenas:

Type of animal	Part of gland / Anatomical parameters	Right Lobe Mean± SE	Left Lobe Mean± SE	T-Test
Gazelle	Weight (g)	0.62 ± 0.04	0.713 ± 0.05	0.178 NS
Gazelle	Length (mm)	23.94 ± 1.07	25.026 ± 1.26	2.962 NS
Gazelle	Width (mm)	9.87 ± 0.54	9.886 ± 0.73	0.926 NS
Gazelle	Thickness (mm)	4.156 ± 0.17	4.37 ± 0.13	0.428 NS
Gazelle	Volume (ml)	1.060 ± 0.03	1.08 ± 0.07	0.258 NS
Ram	Weight (g)	0.78 ± 0.02	0.84 ± 0.02	0.166 NS
Ram	Length (mm)	27.48 ± 0.93	28.91 ± 1.47	1.653 NS
Ram	Width (mm)	10.60 ± 0.63	10.81 ± 0.40	0.394 NS
Ram	Thickness (mm)	3.52 ± 0.06	3.79 ± 0.04	0.397 NS
Ram	Volume (ml)	1.066 ± 0.02	1.20 ± 0.03	0.173 NS
NS: Non-Significant.				

Tabela 3: Parâmetros anatómicos do istmo da glândula tiroide em gazelas e carneiros indígenas:

Animals / Anatomical parameters	Gazelle Mean± SE	Ram Mean± SE	T-Test
Weight (g)	0.10 ± 0.02	0.137 ± 0.006	0.0482 NS
Length (mm)	25.45 ± 1.16	31.80 ± 1.41	2.509 *
Width (mm)	1.983 ± 0.008	0.93 ± 0.04	0.662 *
Volume (ml)	0.733 ± 0.025	0.05 ± 0.01	0.216 *
* (P<0.05) significant, NS: Non-Significant.			

Quadro 4: Parâmetros anatómicos dos lobos direito e esquerdo da glândula tiroide em gazelas e carneiros indígenas

Part of gland	Animals \ Anatomical Parameters	Gazelle Mean± SE	Ram Mean± SE	T-Test
Right lobe	Weight (g)	0.62 ± 0.04	0.78 ± 0.02	0.248 NS
	Length (mm)	23.94 ± 1.07	27.48 ± 0.93	2.574 *
	Width (mm)	9.87 ± 0.54	10.60 ± 0.63	1.039 NS
	Thickness (mm)	4.156 ± 0.17	3.52 ± 0.06	0.771 *
	Volume (ml)	1.060 ± 0.03	1.066 ± 0.02	0.263 NS
Left lobe	Weight (g)	0.713 ± 0.05	0.84 ± 0.02	0.209 NS
	Length (mm)	25.026 ± 1.26	28.91 ± 1.47	2.017 *
	Width (mm)	9.886 ± 0.73	10.84 ± 0.48	1.272 NS
	Thickness (mm)	4.37 ± 0.13	3.79 ± 0.04	0.578 NS
	Volume (ml)	1.08 ± 0.07	1.20 ± 0.03	0.095 NS
* (P<0.05) significant , NS: Non-Significant.				

Tabela 5. Parâmetros histológicos da glândula tiroide em gazela indígena e carneiro:

Type of animal	Part of gland / Histological parameters(μm)	Right lobe Mean±SE	Left lobe Mean±SE	Isthmus Mean±SE	LSD value
Gazelle	Thickness of capsule	a 199.36 ± 9.51	a 200.51 ± 12.63 a	a 210.18 ± 9.49	15.483 NS
	Diameter of Small follicle	a 59.13 ± 3.96	a 60.11 ± 4.09	b 51.24 ± 2.97	7.339 *
	Diameter of Medium follicle	a 76.12 ± 3.09	a 74.11 ± 2.84	b 69.19 ± 2.98	5.002 *
	Diameter of Large Follicle	a 143.72 ± 11.06	a 143.09 ± 9.72	b 118.70 ± 8.02	23.417 *
	Height of epithelium	a 28.53 ± 2.39	a 27.72 ± 2.41	a 25.36 ± 1.87	4.175 NS
Ram	Thickness of capsule	a 195.11 ± 11.56	a 199.95 ± 11.85	a 210.69 ± 14.73	16.963
	Diameter of Small follicle	a 59.87 ± 3.72	a 64.87 ± 3.65	b 51.00 ± 2.42	7.814 *
	Diameter of Medium Follicle	a 78.79 ± 4.61	a 77.68 ± 4.18	b 70.19 ± 2.39	8.335 *
	Diameter of Large follicle	a 150.03± 11.06	a 145.86 ± 10.41	b 125.82 ± 7.51 b	14.207 *
	Height of epithelium	a 17.83 ± 1.06	a 17.75 ± 0.94	a 17.48 ± 1.14	2.479 NS
* (P<0.05) Significant, NS: Non-Significant. Means having with the different letters in same raw differed significantly.					

Tabela 6. Parâmetros histológicos da glândula tiroide em gazelas e carneiros indígenas

Part of gland	Part of gland Histology Parameters (μm)	Gazelle Mean±SE	Ram Mean±SE	T-Test
Right lobe	Thickness of capsule	199.36 ± 9.51	195.11±11.56	11.362 NS
	Diameter of Small follicle	59.13 ± 3.96	59.87 ± 3.72	2.874 NS
	Diameter of Medium Follicle	76.12 ± 3.09	78.79 ± 4.61	5.271 NS
	Diameter of Large Follicle	143.72 ± 8.37	150.03±11.06	13.712 NS
	Height of epithelium	28.53 ± 2.39	17.83 ± 1.06	6.883 *
Left lobe	Thickness of capsule	200.51±12.63	199.95±11.85	8.467 NS
	Diameter of Small Follicle	60.11 ± 4.09	64.87 ± 3.65	5.774 NS
	Diameter of Medium Follicle	74.11 ± 2.84	77.68 ± 4.18	4.811 NS
	Diameter of Large Follicle	143.09 ± 9.72	145.86±10.41	8.209 NS
	Height of epithelium	27.72 ± 2.41	17.75 ± 0.94	6.358 *
Isthmus	Thickness of capsule	210.18 ± 9.49	219.69±14.73	13.924 NS
	Diameter of Small Follicle	51.24 ± 2.97	51.00 ± 2.42	3.648 NS
	Diameter of Medium Follicle	69.19 ± 2.98	70.19 ± 2.39	5.031 NS
	Diameter of Large Follicle	118.70 ± 8.02	125.82 ± 7.51	6.226 NS
	Height of epithelium	25.36 ± 1.87	17.48 ± 1.14	4.072 *
*** (P<0.05) Significant, NS: Non-Significant.**				

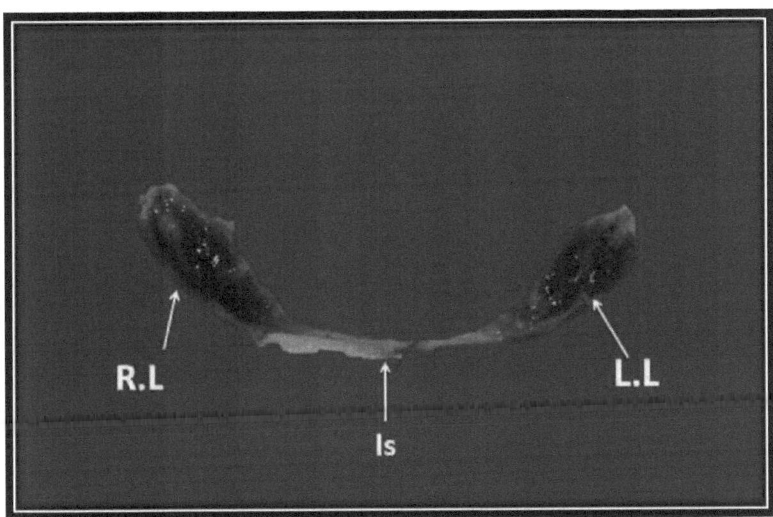

Figura. 1. Mostra a localização da glândula tiroide da gazela indígena: Lóbulo direito (L.D.), Istmo (Is), Lóbulo esquerdo (L.E.).

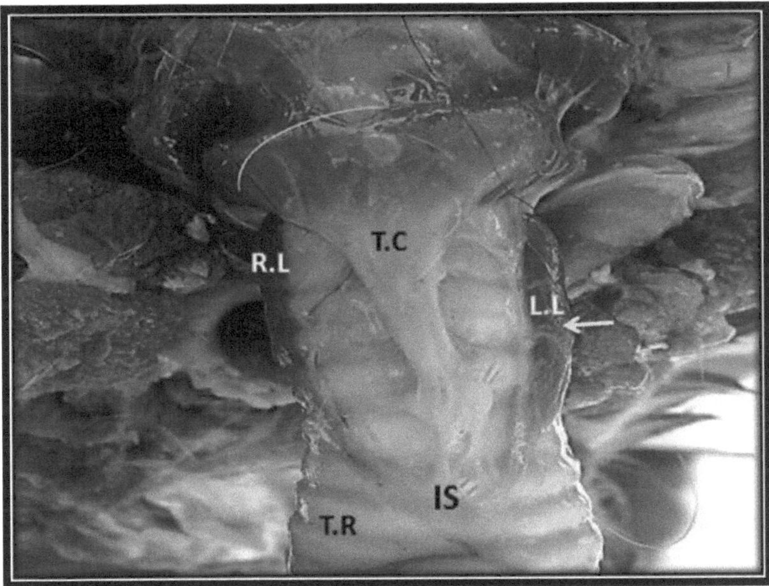

Figura. 2. Mostra a anatomia macroscópica da glândula tiroide da gazela indígena:
Lobo direito (R.L), Istmo (Is), Lobo esquerdo (L.L), Cartilagem tiroide (T.C) e Anel traqueal (T.R), superfície lateral (seta amarela).

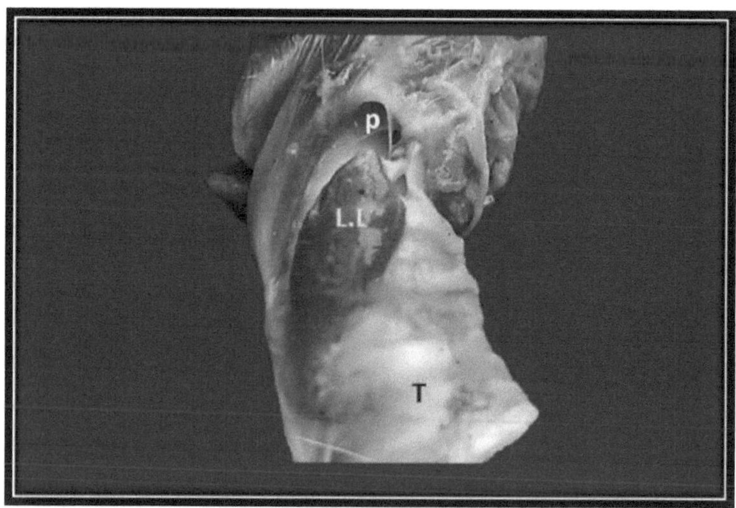

Figura. 3. Glândula tiroide em gazela indígena:

Lóbulo esquerdo (L.L) , bolsa da glândula tiroide esquerda (p), Traqueia (T).

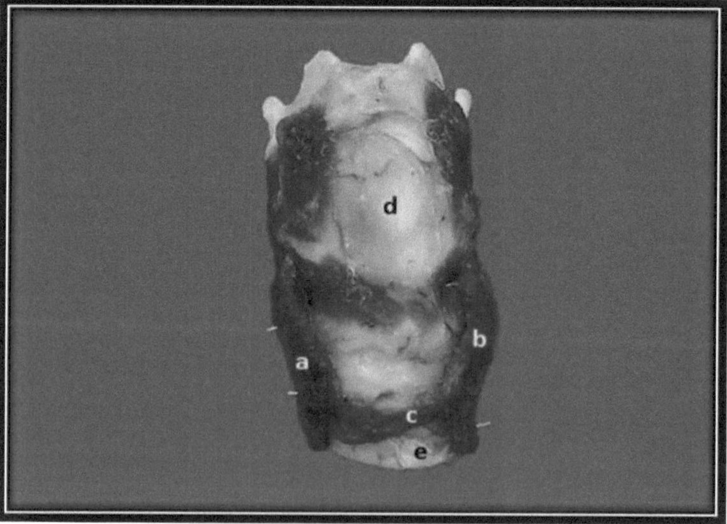

Figura. 4. Mostra a localização da glândula tiroide do carneiro: a- lobo direito, b- lobo esquerdo, c- istmo, d- cartilagem tiroide, e- traqueia.

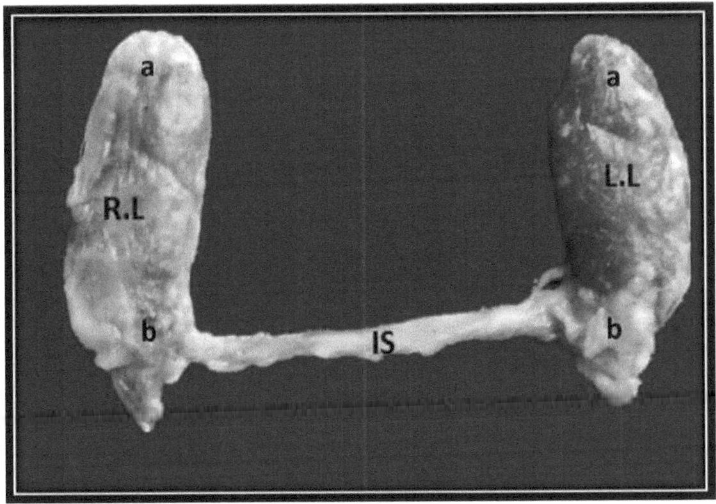

Figura. 5. Mostra a anatomia macroscópica da glândula tiroide de um carneiro indígena:
a- extremidade craniana, b- extremidade caudal. Lóbulo direito (R.L), Istmo (Is), Lóbulo esquerdo (L.L.)

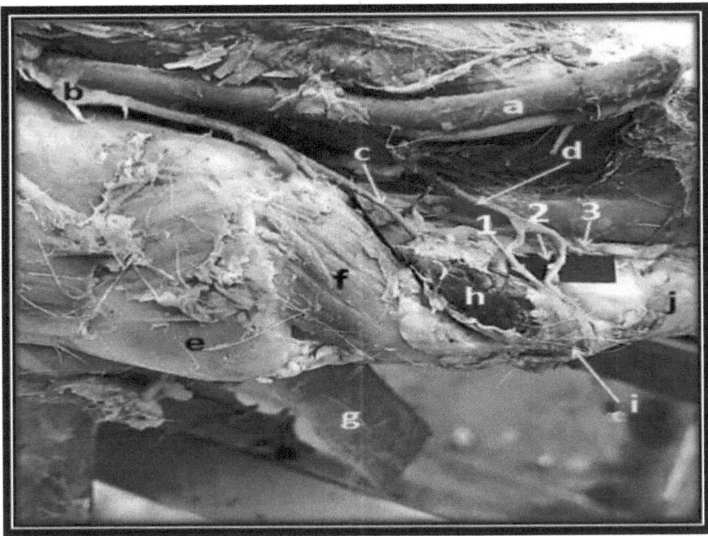

Figura. 6. Suprimento sanguíneo da glândula tiroide na gazela indígena:
a- artéria carótida comum, b- artéria laríngea, c- artéria tiroideia cranial, d- artéria tiroideia caudal (1-2-3 ramos da artéria tiroideia caudal), e- cartilagem tiroideia, f- músculo cricotiroideu, g- músculo esternotiroideu, h- glândula tiroideia. (lobo direito), i- istmo, j- traqueia.

53

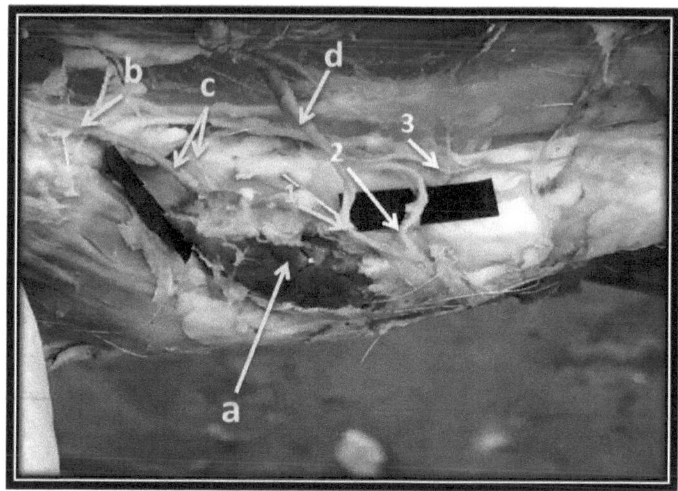

Figura. 7. Suprimento sanguíneo da glândula tiroide na gazela indígena:
a- glândula tiroide, b- artéria tiroideia craniana, c- ramos da glândula tiroideia craniana, d- artéria tiroideia caudal, (1-2-3 ramos da artéria tiroideia caudal)

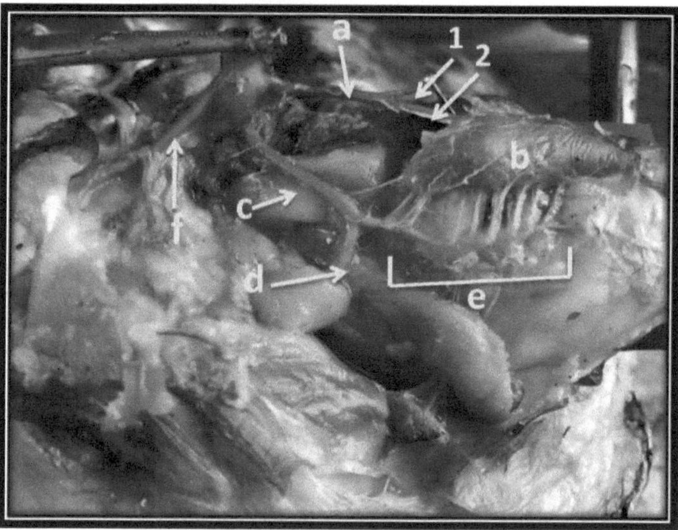

Figura. 8. Mostra a irrigação sanguínea da glândula tiroide no carneiro:
a- artéria tiroideia dorsal, (1,2)- pequenos ramos da artéria tiroideia dorsal, b- glândula tiroideia, c- artéria tiroideia ventral, d- ramo da glândula salivar mandibular, e- pequenos ramos da artéria tiroideia ventral, f- ramo da artéria mandibular

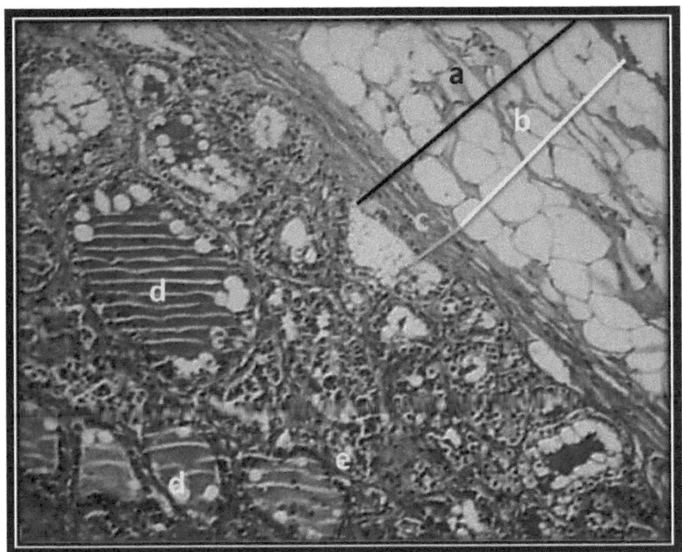

Figura. 9. Secção histológica da glândula tiroide de gazela (lobo esquerdo) mostra: a- cápsula, b-camada externa da cápsula (tecido adiposo), c-camada interna da cápsula, d- folículo da tiroide, e- tecido conjuntivo intersticial. PAS, X10.

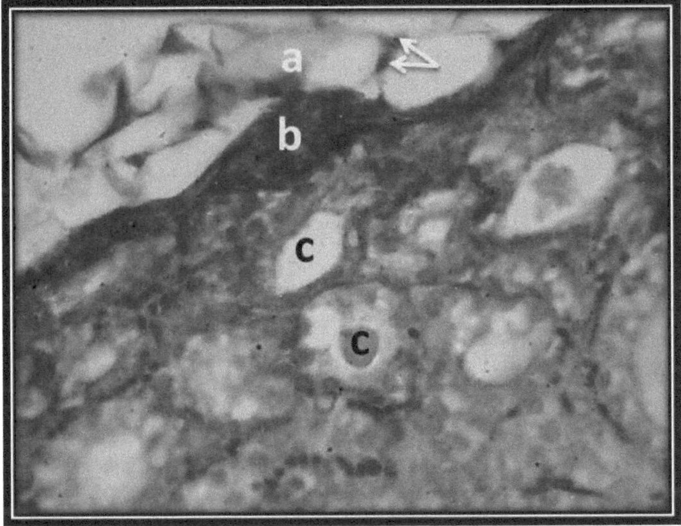

Figura. 10. Secção histológica da cápsula da glândula tiroide de gazela (lobo esquerdo) mostra a camada externa da cápsula: a- tecido adiposo (seta para o núcleo do adipócito). b- camada interna da cápsula (bandas de fibras de colagénio), c- folículos da tiroide. Tricrómio de Masson, X40.

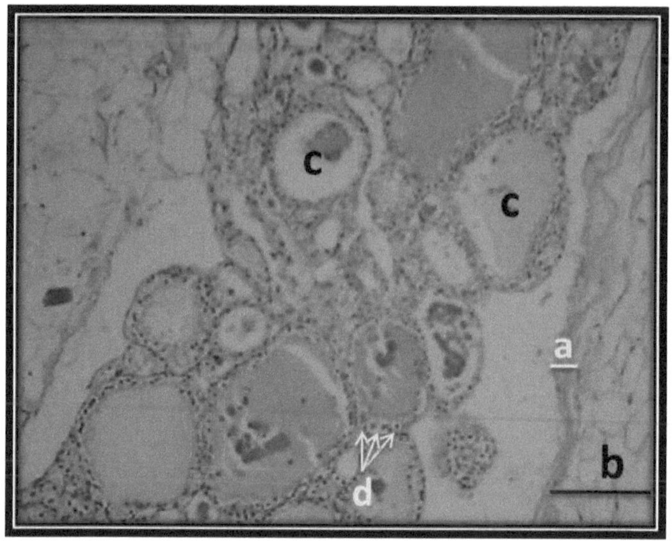

Figura. 11. Secção histológica do istmo na glândula tiroide de gazela:
a- camada interna da cápsula (feixes de fibras colagénicas), b- camada externa da cápsula (tecido adiposo), c- folículo tiroideu, d- célula parafolicular H& E, X10.

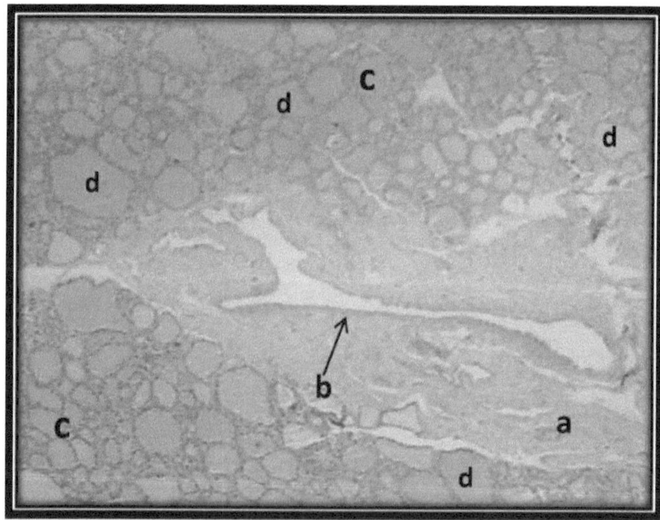

Figura. 12. Secção histológica da tiroide de gazela (lobo direito) mostra: a- trabéculas,

b- artéria muscular, c-lobulo, d-folículo tiroideu. H & E, X4.

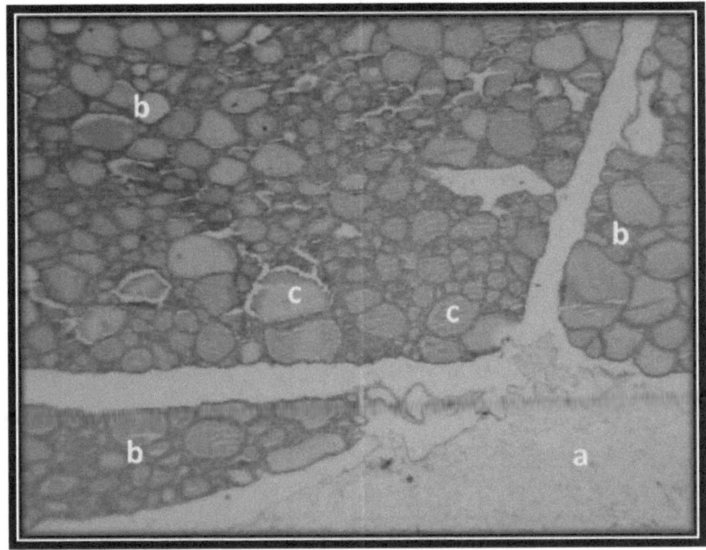

Figura. 13. Secção histológica da glândula tiroide de gazela (lobo direito) mostra: a- cápsula, b-

diferentes tamanhos de lóbulos da tiroide, c-folículo da tiroide. Coloração H & E, X4.

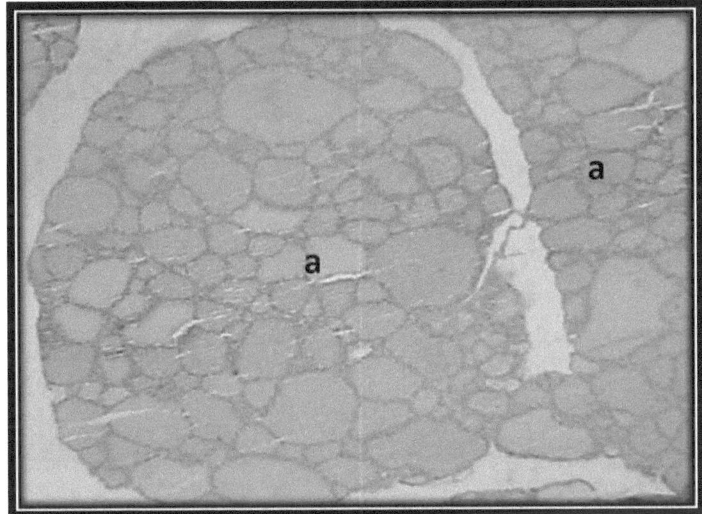

Figura. 14. Secção histológica da glândula tiroide de gazela (lobo esquerdo) mostra:

tamanho e forma diferentes dos folículos tiroidianos nos lóbulos a. H & E, X4.

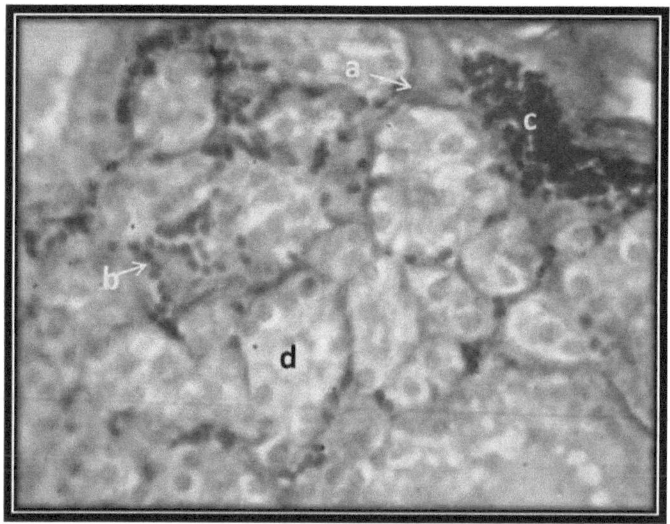

Figura. 15. Secção histológica da glândula tiroide de gazela (lóbulo direito) mostra: a- tecido conjuntivo interfolicular (seta de fibra de colagénio), b- glóbulos vermelhos nos capilares, c- sinusoide d-lúmen do folículo da tiroide, tricrómio de Masson, X40.

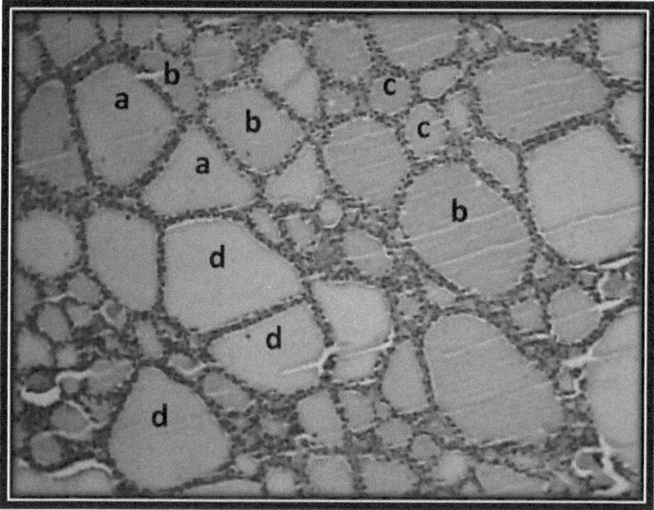

Figura. 16. Secção histológica da glândula tiroide de gazela (lobo direito) mostra diferentes tamanhos e

formas dos folículos da tiroide: a- folículo poligonal da tiroide, b- folículo oval da tiroide, c- folículo redondo da tiroide, d- folículo irregular da tiroide, coloração H & E, X10

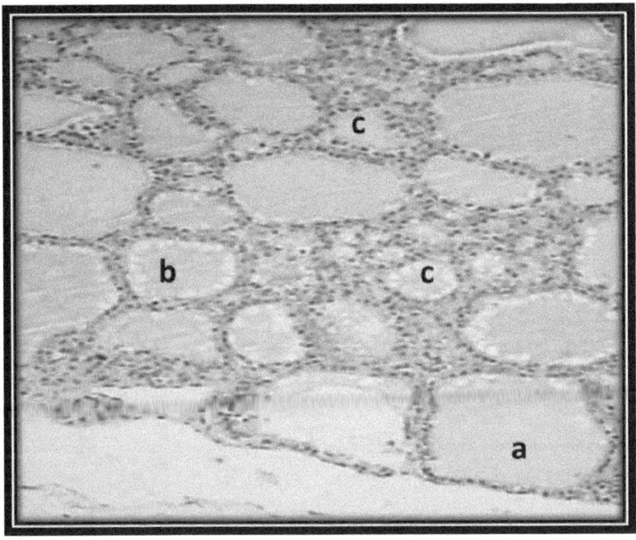

Figura. 17. Secção histológica da glândula tiroide de gazela (lobo esquerdo) mostra:

a- folículo de tamanho grande, b- folículo de tamanho médio, c- folículo de tamanho pequeno, H & E, X10.

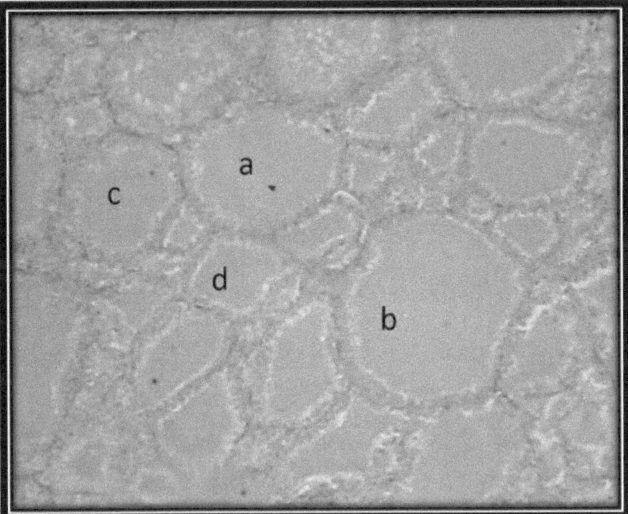

Figura. 18. Secção histológica na glândula tiroide de gazela (centro do lobo direito) mostra: a - folículo de tamanho grande, b - folículo de tamanho muito grande, c - folículo de tamanho médio, d - folículo de tamanho pequeno, H & E, X10.

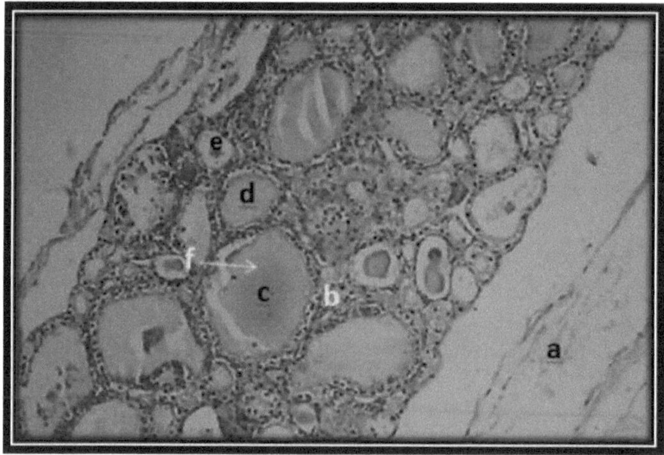

Figura. 19. Secção histológica de istmo em gazela tiroideia mostra:

a-cápsula, b-tecido conjuntivo intersticial, c- folículo de grandes dimensões

d- folículo de tamanho médio, e- folículo de tamanho pequeno, f- substância coloidal

(setas), coloração H&E, X10.

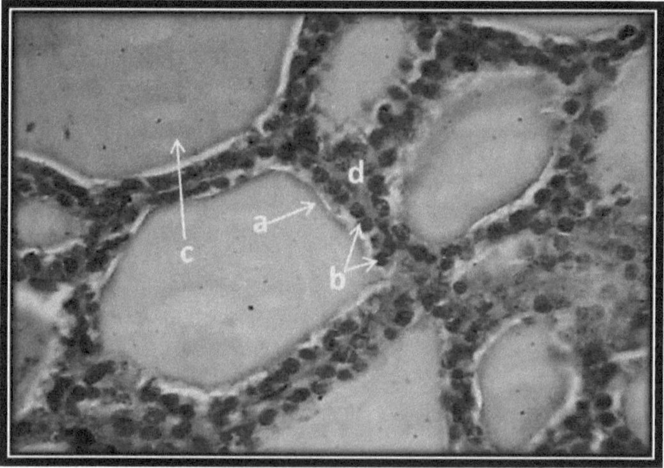

Figura. 20. Secção histológica da glândula tiroide de gazela (lobo direito) mostra:

a-epitélio cuboidal simples, b-núcleo da célula, c-material coloidal, d-tecido conjuntivo intersticial, H&E,

X40.

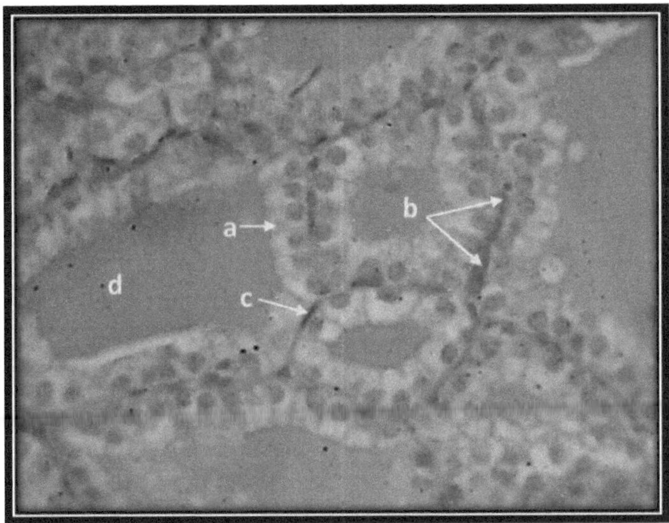

Figura. 21. Secção histológica da glândula tiroide de gazela (lobo esquerdo) mostra: a- epitélio colunar simples baixo, b- hemácias nos capilares, c-células do núcleo do mioepitélio, d- material coloidal homogéneo, H&E, X40.

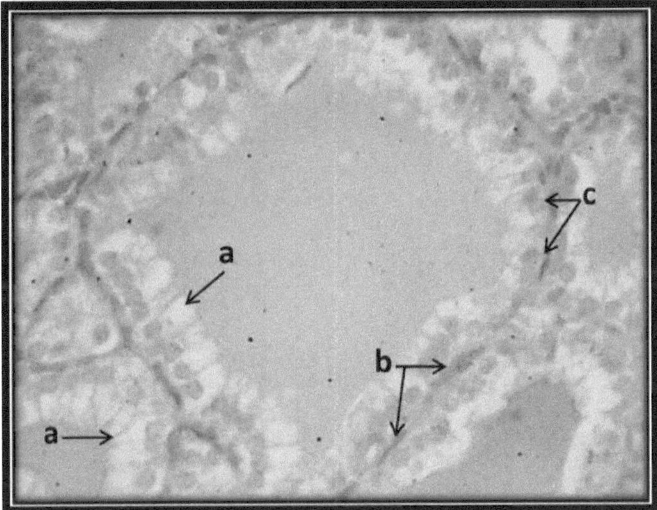

Figura. 22. Secção histológica da glândula tiroide de gazela (lobo esquerdo) mostra:

a- epitélio colunar simples alto, b- hemácias no interior dos capilares,

c- núcleo das células mioepiteliais, H & E, X 40.

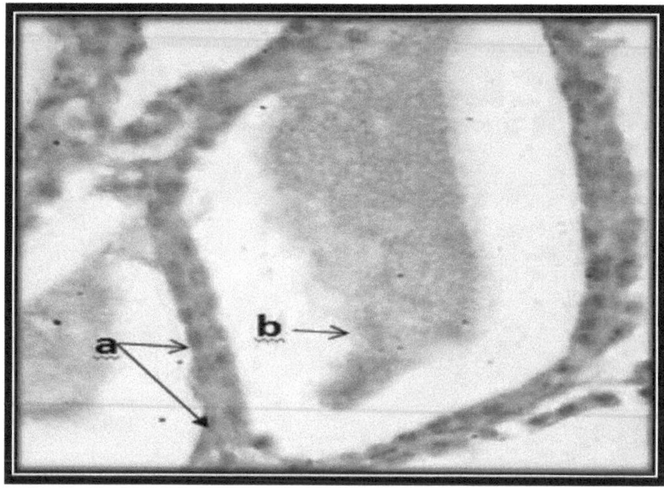

Figura. 23. Secção histológica da glândula tiroide de gazela (lobo direito) mostra:

a- epitélio escamoso simples, b- material coloidal retraído, H & E, X40

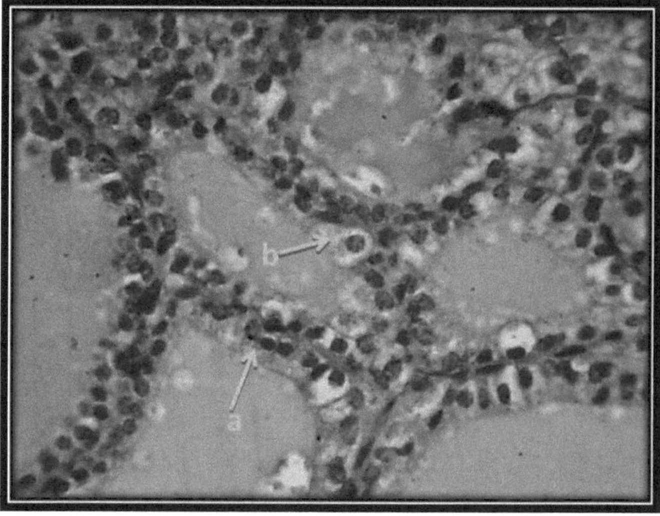

Figura. 24. Secção histológica da glândula tiroide de gazela (lobo direito) mostra:

a- epitélio folicular, b- células paratiroides, PAS, X40.

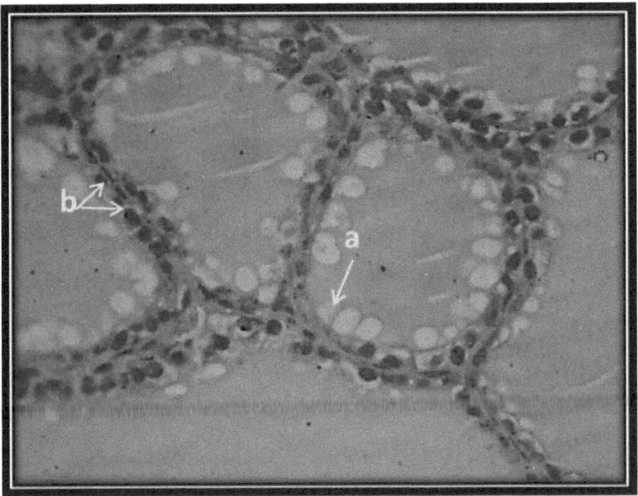

Figura. 25. Secção histológica da glândula tiroide de gazela (lobo esquerdo) mostra: a- vacúolos vazios no material coloidal (não homogéneo), b- epitélio de revestimento (epitélio cuboidal simples), H & E, X4.

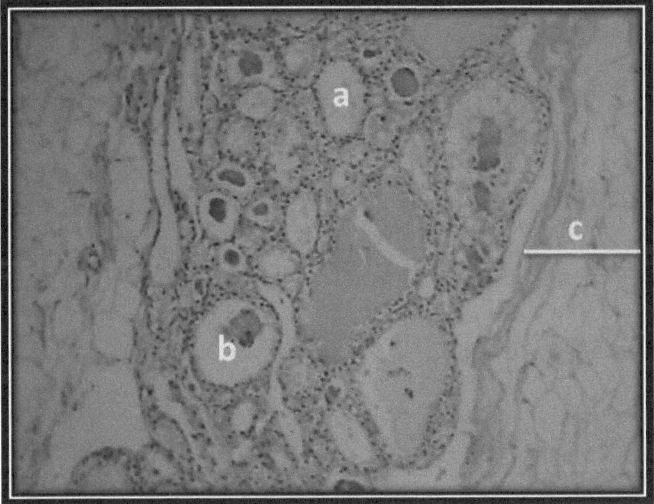

Figura. 26. Secção histológica do istmo da tiroide de gazela mostra:
a- folículo vazio de coloide, b-material coloide retraído, c-cápsula do istmo, coloração H&E, X10.

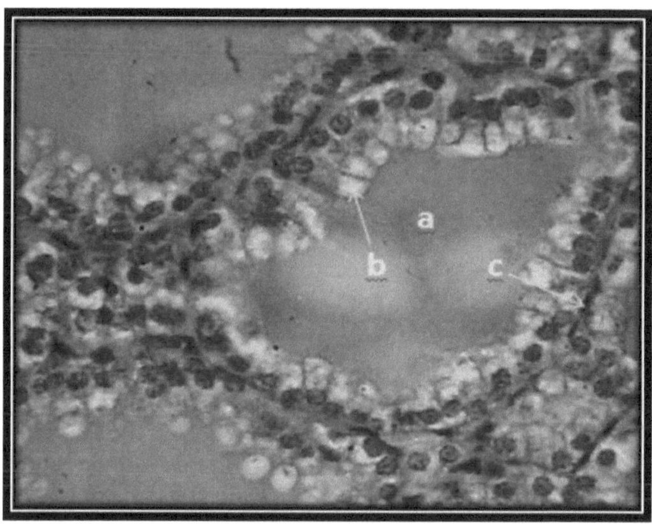

Figura. 27. Secção histológica da glândula tiroide de gazela (lobo direito) mostra: a - materiais coloidais positivos para PAS, b - epitélio colunar alto, c - núcleo das células do mioepitélio, PAS, X40.

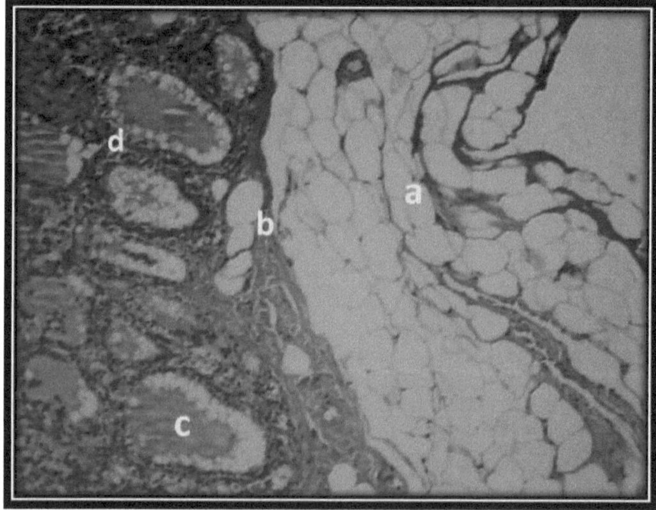

Figura. 28. Secção histológica do lobo direito da glândula tiroide de carneiro mostra: a-camada externa da cápsula, b-camada interna da cápsula, c-folículo tiroideu, d-tecido conjuntivo intersticial, H & E, X10.

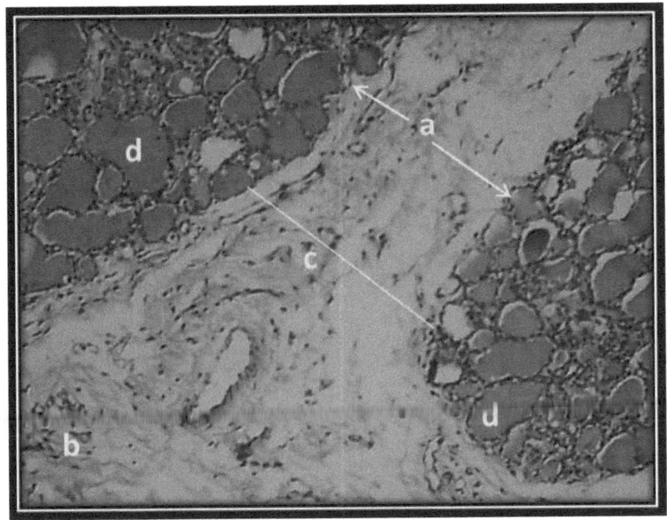

Figura. 29. Secção histológica da glândula tiroide de carneiro (lobo esquerdo) mostra:

a-lóbulo da tiroide, b-cápsula, c-trabéculas, d- folículo da tiroide, coloração PAS, X10.

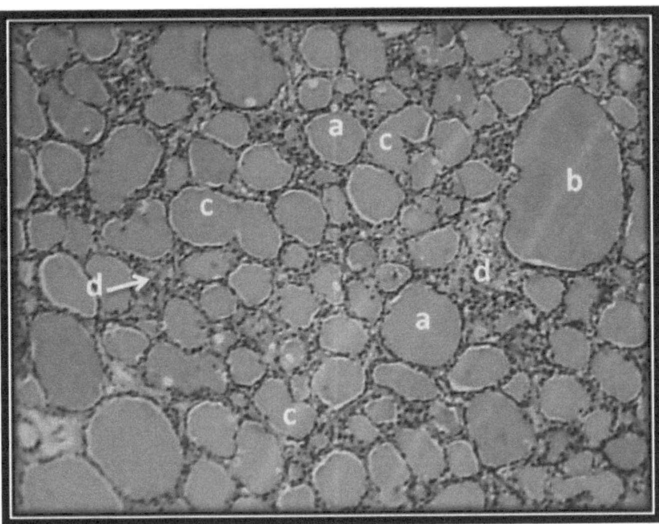

Figura. 30. Secção histológica da glândula tiroide de carneiro (lobo direito) mostra diferentes formas e tamanhos de folículos: a- folículo tiroide arredondado de tamanho médio, b- folículo oval muito grande, c- folículo irregular, d- tecido conjuntivo interfolicular, H& E, X10.

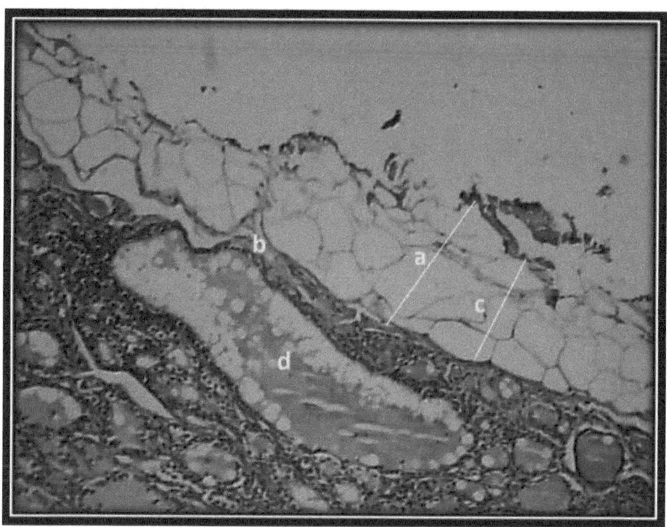

Figura. 31. Secção histológica da glândula tiroide de carneiro (lobo esquerdo) mostra:

a-cápsula, b-camada interna da cápsula, c-camada externa, d-folículo tiroideu muito grande,

PAS, X10.

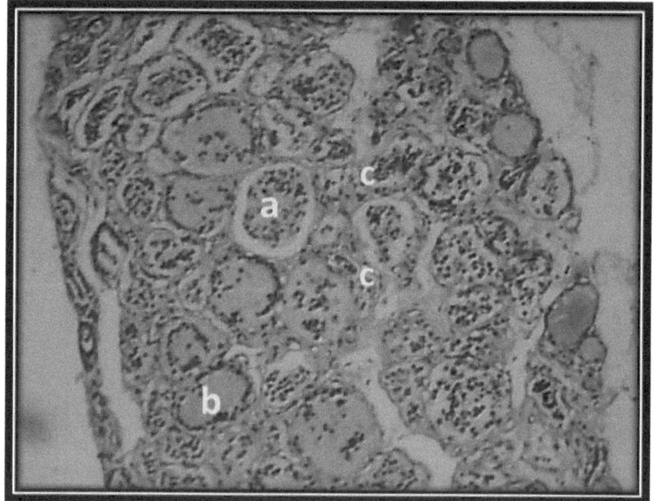

Figura. 32. Secção histológica de istmo na glândula tiroide de carneiro mostra:

a- folículo tireoidiano arredondado, b- folículo tireoidiano oval, c- tecido conjuntivo interfolicular, PAS, X10.

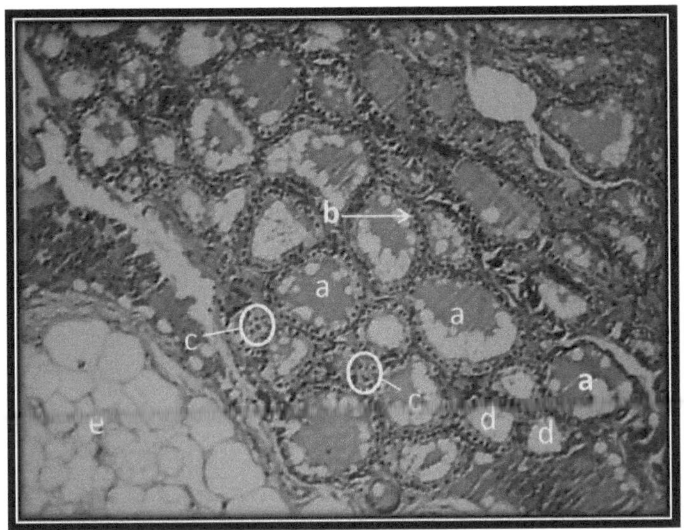

Figura. 33. Secção histológica da glândula tiroide de carneiro (lobo esquerdo) mostra:
a- folículo tiroideu, b- epitélio cuboidal simples, c- células para foliculares, d- folículo tiroideu vazio, e- tecido adiposo da cápsula, H&E, X10.

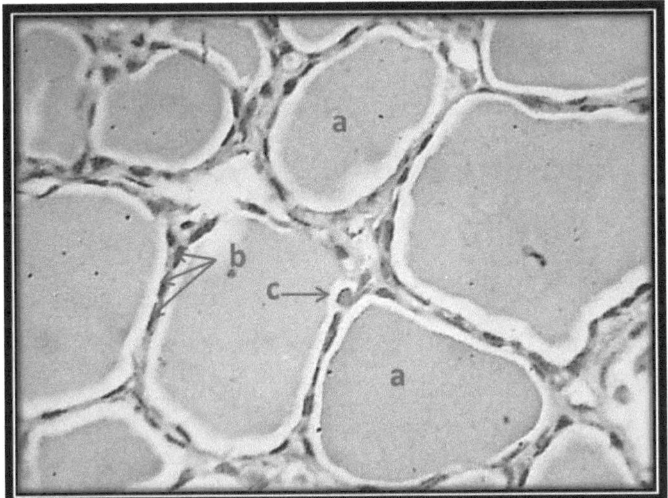

Figura. 34. Secção histológica da glândula tiroide de carneiro (lobo direito) mostra:

a- folículo tiroideu. b- epitélio escamoso simples. c- células para foliculares.

Mancha H & E, X40.

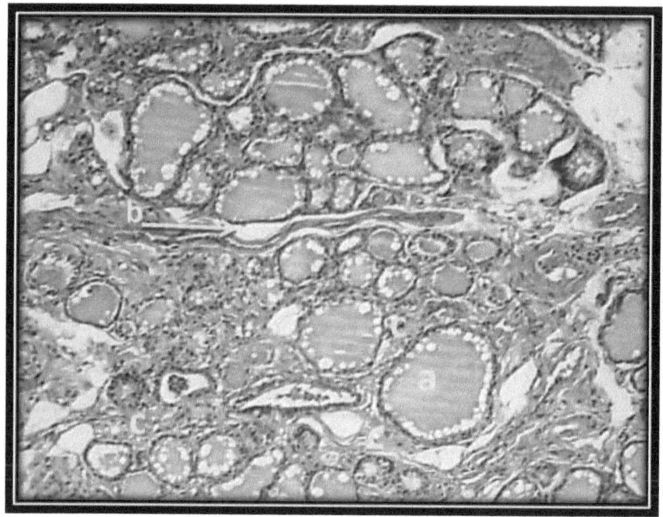

Figura. 35. Secção histológica da glândula tiroide de carneiro (lobo direito) mostra:

a-Folículo tireoidiano com vacúolo vazio periférico coloidal, b- trabéculas,

c-tecido conjuntivo folicular interno, coloração H&E, X10.

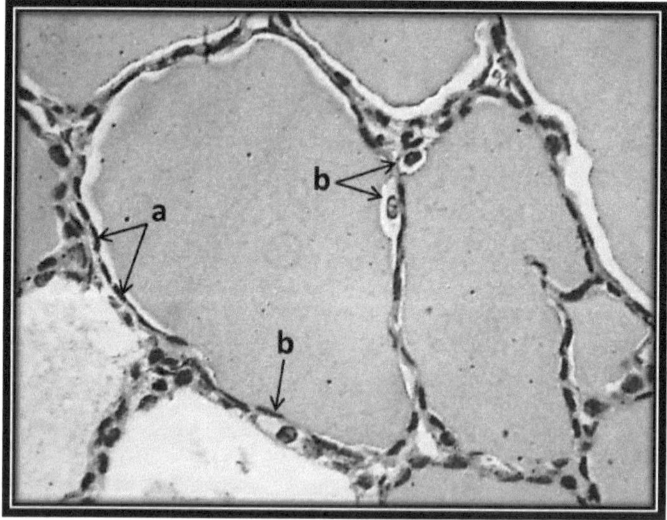

Figura. 36. Secção histológica da glândula tiroide de carneiro (lobo direito) mostra:

a- epitélio folicular (epitélio escamoso simples), b- células parafoliculares, coloração H & E, X40.

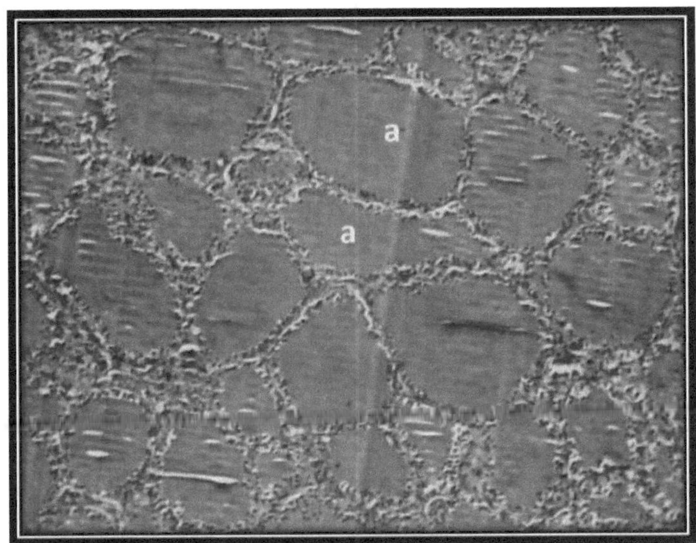

Figura. 37. Secção histológica da glândula tiroide de carneiro (lobo esquerdo) mostra: a- folículo da tiroide, forte

positivo para a coloração PAS, X10.

CAPÍTULO 5

5. Discussão

5. 1. Estudo anatómico

O presente estudo anatómico da glândula tiroide na gazela e no carneiro mostrou que esta era composta por dois lóbulos ligados por um istmo fino, localizado lateralmente na gazela e ventrolateralmente no carneiro, na parte craniana da traqueia, tal como observado noutros animais domésticos, como a cabra núbia (Hamad, 2008) e o cabrito (Dawood, 2014). Os lóbulos da glândula tiroide estavam localizados assimetricamente tanto na gazela como no carneiro, na gazela, o lóbulo direito estava localizado ligeiramente mais a nível cranial do que o esquerdo e estendia-se do primeiro anel traqueal ao sexto anel traqueal, enquanto o lóbulo esquerdo se estendia do segundo anel traqueal ao sétimo anel traqueal, nos carneiros, o lobo esquerdo era cranial ao lobo direito e estendia-se da cartilagem cricoide ao 6th anel traqueal e o lobo direito estendia-se do 1st anel traqueal ao 5th anel traqueal; no entanto, a situação da glândula tiroide é variável na maioria dos animais; ovinos, bovinos e camelos, a tiroide situa-se na região mais craniana da traqueia, confinada ao 1st quatro anel traqueal no camelo (Kausar e Shahid, 2006). Anteriormente, May (1970), em ovinos, referiu que a glândula tiroide se situa na extremidade cranial da traqueia e se estende do primeiro ou segundo ao sétimo anéis traqueais. Ali (2014) e Ali *et al.* (2015) mostraram que, em burros e ovelhas, os lóbulos da tiroide se localizavam na parte anterior do pescoço, na parte frontal da parte superior da traqueia e na parte inferior da laringe. Dawood (2014) verificou que, na cabra, os lóbulos da tiroide se estendem entre os anéis traqueais 4th e 8th, enquanto Wagal *et al* (1966) observaram que, no porco, os principais lóbulos da tiroide se situam na linha média da região cervical ventral e se projectam dorso-lateralmente de cada lado da traqueia.

A forma geral da glândula tiroide na gazela e no carneiro era constituída por dois lóbulos castanho-avermelhados, alongados a ovais, com duas extremidades: a extremidade craniana arredondada e a extremidade caudal pontiaguda, com duas superfícies e dois bordos. Estes achados eram semelhantes aos registados na maioria dos animais domésticos, como ovelhas, cabras, cães e camelos (Evans e Delahunta, 1971; Ali, 1987; Habel, 1989), em búfalos (Altaay, 2007), em cabras (Dawood, 2014) e em camelos (Bello *et al*, 2014) em que a glândula tiroide era composta por dois lóbulos alongados-elípticos acastanhados com extremidade cranial semicircular e extremidade caudal pontiaguda. Em ambos os animais estudados, a forma do istmo era um cordão fino transversal que ligava os dois lóbulos da tiroide nas suas extremidades caudais, estando este achado em concordância com Altaay (2007) em búfalos e Dawood (2014) em cabras. Noutro aspeto, cruzou o aspeto ventral da traqueia ao nível do 7th - 8th anel traqueal na gazela, enquanto nos carneiros cruzou a superfície ventral dos anéis traqueais ao nível do quarto anel traqueal e estes achados foram diferentes dos observados anteriormente em ovinos, nos quais os dois lóbulos estavam ligados ao nível do 5th anel traqueal a partir da superfície ventral (Baishia *et al,*. 1985 e Small wood, 1992). Também este resultado foi diferente dos encontrados por Gosselin *et al* (1982) e Mark *et al* (1984) em cães e gatos, respetivamente, nos quais o istmo estava ausente e esta diferença pode ser devida à variação de espécies (Dyce *et al.*, 2002).

Os resultados estatísticos actuais revelaram que o peso da glândula tiroide nos carneiros era ligeiramente superior ao da gazela, mas não significativo, enquanto havia uma diferença significativa entre os seus volumes. Relativamente ao peso da tiroide, na gazela e no carneiro foi nitidamente inferior aos valores anteriormente registados noutros animais. Mostrou que o peso estava correlacionado com o tamanho total do animal, o animal mais pesado a glândula mais pesada, de modo que no camelo foi 43,90 g (Ali, 1987) ,40 g em búfalo (Altaay, 2007), cavalo e boi em que o peso da tiroide foi de 15 g, em seguida, em suínos cerca de 5 g (Venzke, 1975,a,b) e cerca de 3 g em cabra (Dawood, 2014). O peso das glândulas tiróides tanto na gazela como no carneiro era ligeiramente superior ao registado no cão (cerca de 1 g) (Capen e Martin, 2003).

Os presentes resultados estatísticos mostraram que o peso, o comprimento, a largura e o volume do lóbulo esquerdo, tanto na gazela como no carneiro, eram ligeiramente superiores aos do lóbulo direito, mas não eram significativos, e estes resultados coincidiam com os de Dawood (2014) na cabra, mas não com os de Jain *et al.*(1994) também na cabra. Relativamente aos pesos dos lóbulos da tiroide na gazela e nos carneiros, foram inferiores aos observados na cabra, enquanto as dimensões dos dois lóbulos; o comprimento e a largura em ambas as espécies estavam na gama dos observados na cabra (Hamad, 2008 e Dawood, 2014), mas eram inferiores aos encontrados no camelo (Bello *et al.*, 2014).

O presente estudo também investigou a existência de diferenças significativas no comprimento e na espessura do lóbulo direito e no comprimento do lóbulo esquerdo entre a gazela e os carneiros e estas diferenças podem dever-se à variação das espécies.

Tanto na gazela como no carneiro, não foi observada a presença de um lóbulo acessório da tiroide, tal como referido anteriormente por Hamad, (2008) na cabra núbia.

Este estudo mostrou que o peso do istmo foi ligeiramente mais elevado nos carneiros do que na gazela, mas não foi significativo, enquanto o comprimento, a largura e o volume na gazela foram significativos. O comprimento do istmo nos dois animais estudados foi inferior ao observado nos búfalos, enquanto a largura do istmo se situou no mesmo intervalo que o registado por Altaay, (2007) nos búfalos.

5. 2. Fornecimento de sangue

O presente estudo demonstrou que os dois lobos da glândula tiroide eram irrigados por sangue através das artérias tiróideas cranial e caudal na gazela e das artérias tiróideas ventral e dorsal no carneiro. No entanto, ambas as artérias têm origem na artéria carótida comum. Achados semelhantes foram observados por Taha e Abdel-Magied (1994) no camelo e por Hamad (2008) na cabra núbia, em que a glândula tiroide era irrigada pelas artérias tiróideas cranial e caudal.

6. 3. Estudo histológico

Os resultados histológicos gerais mostraram que a glândula tiroide da gazela e do carneiro eram basicamente idênticas e semelhantes às encontradas noutros animais domésticos, a glândula tiroide em ambas as espécies estava rodeada por uma cápsula fina de tecido conjuntivo irregular denso e formada por duas camadas compostas por fibras colagénicas, fibroblastos e pequenos vasos sanguíneos internamente com tecido adiposo externamente, estes achados estavam em consonância com os relatados anteriormente em bovinos por Atoji *et al* (1999), Abdel-Magied *et al* (2000) em camelos, Fang *et al* (1999) em ovinos e caprinos, Hamad (2008) em caprinos e Aughey e Frye (2010) em cães, segundo os quais a cápsula da tiroide era fina e tinha uma estrutura histológica semelhante, mas este resultado discorda de Adhikary *et al* (2003), que referiram que a cápsula era constituída por três camadas em cabras adultas e contrasta com Dawood (2014), também em cabras, em que a cápsula era ligeiramente espessa e composta por duas camadas, a camada exterior de tecido conjuntivo colagénico irregular denso e uma camada interior fina de tecido adiposo.

As presentes constatações revelaram que a espessura da cápsula do lóbulo esquerdo era ligeiramente superior à do lóbulo direito, tanto na gazela como no carneiro, mas não era significativa, e que a espessura da cápsula dos dois lóbulos da gazela era superior à do carneiro, mas não era significativa. A espessura da cápsula dos lóbulos direito e esquerdo na gazela e no carneiro era mais fina do que a registada por Adhikary *et al* (2003) na cabra, podendo estas diferenças dever-se à variação das espécies.

A partir da cápsula de ambas as espécies estudadas, um cordão trabecular vascularizado se estendeu para o parênquima glandular e o dividiu em lóbulos distintos, cada um consistia em uma agregação de folículos, cada folículo sendo cercado por uma membrana basal, tecido conjuntivo inter folicular e uma rede de capilares que fornece um suprimento abundante de sangue para células foliculares, esta observação estava de acordo com Altaay (2007) em búfalo, Hamad (2008) em cabra, Ali (2014) em burro; Abraham *et al* (2015) e Ali (2015) em ovelhas, mas em contraste com Altaay (2007) em búfalos, no sentido de que as trabéculas dividem o parênquima em lóbulos mal definidos. A glândula

tiroide é uma glândula endócrina que segrega as hormonas T3, T4 e calcitonina, que desempenham

um papel fundamental no metabolismo e na manutenção do cálcio, da temperatura corporal constante

nos mamíferos (Danforth e Burger, 1984; Banks, 1993), e respondem rapidamente às alterações das

condições ambientais, esta ação da tiroide permite que o animal se adapte à variação da temperatura

ambiental, as hormonas da tiroide estão envolvidas na termorregulação do corpo (Breazile, 1971;

McDonald,1980; Nazki *et al.,*1986).

A maior parte do parênquima da tiroide era constituída por vários folículos, um fino tecido

conjuntivo interfolicular que continha extensos capilares peri foliculares, sinusóides, fibras de

colagénio e fibroblastos, como observado anteriormente por Dawood (2014) em cabras e Igbokwe e

Ezeasor (2015) em porcos.

Os resultados actuais mostraram que cada lóbulo nos lóbulos direito e esquerdo, tanto na gazela como

no carneiro, era constituído por uma agregação de folículos tiroidianos de várias formas e tamanhos,

tendo sido identificados três tamanhos principais de folículos; foram observados folículos de tamanho

grande, médio e pequeno, resultado que está de acordo com Singh *et al* (1985), Altaay (2007) e

Hamad (2008) em cabras e Igbokwe (2010) em gafanhotos e Peksa *et al* (2011) em bovinos, Prasanth

et al. (2012) em gatos, relataram que a forma e o tamanho dos folículos na glândula tiroide não eram

homogéneos, mas em contraste com o observado por Kausar e Shahid (2006) em camelos, nos quais

os folículos tinham apenas dois tamanhos (folículos grandes e pequenos).

A análise estatística mostrou que não houve diferenças significativas nos diâmetros foliculares

médios entre os lobos direito e esquerdo em cada uma das gazelas e carneiros, mas houve diferenças

significativas entre eles quando comparados com o istmo, este resultado pode ser devido ao facto de

os dois lobos serem considerados como as principais estruturas funcionais da glândula tiroide.

O presente resultado encontrou uma ligeira variação nos diâmetros dos folículos nos lobos direito e esquerdo entre as glândulas tiroide de gazela e de carneiro, mas não significativa e inferior à observada noutros animais, como na cabra núbia adulta (Hamad, 2008), e esta variação pode dever-se à atividade da glândula tiroide em diferentes espécies animais. O diâmetro folicular é um indicador da atividade folicular, que é inversamente proporcional ao diâmetro folicular (Banks, 1993). A estrutura histológica e as variações histomorfométricas da glândula tiroide podem estar relacionadas com a adaptação fisiológica. (Igbokwe e Ezeasor, 2015) e difere também entre espécies animais (Kameda, 1984 e Boguslaw *et al.*, 1992).

Neste estudo, o exame microscópico geral da tiroide em ambas as espécies revelou uma distribuição uniforme de folículos de tamanho variável (Ali, 2014; Ali *et al.*, 2015) em burros e ovelhas locais, respetivamente, e os maiores folículos foram observados em todas as secções de tecido examinadas, mas discordam de Abdel-Raouf *et al* (1987), que mencionaram que os maiores folículos foram encontrados nas periferias dos lóbulos em vez de seus centros. Além disso, este achado não coincide com as observações anteriores de Ali (1987) em camelos e Altaay (2007) em búfalos, que mostraram que os folículos pequenos estavam difundidos predominantemente na periferia, enquanto os folículos grandes se encontravam nos centros.

Neste estudo, o istmo de ambas as espécies estudadas apresentava tecido glandular e vários tamanhos e formas de folículos. A baixa densidade de folículos, mas grande quantidade de tecido conjuntivo intersticial e os folículos eram mais regulares do que outras partes da glândula e tais achados estavam de acordo com os observados por Taha e Abdel-Magied (1994) em camelo, Jelinek *et al* (2003) em bovino e Hamad (2008) em cabra núbia. Estas referências referem que o istmo é nitidamente glandular e semelhante ao tecido tiroideu nestes animais, mas difere do istmo fibroso encontrado noutros animais como o cavalo Venzek (1975 a) e do observado por Roy *et al* (1978) e Habel (1989) em ovinos e caprinos, nos quais o istmo foi substituído por um tecido fibroso ou esteve totalmente ausente. A forma regular dos folículos ístmicos deveu-se à ausência de contiguidade dos folículos nos lóbulos da tiroide. Achados semelhantes foram registados por Hussin e Altaay (2009) em búfalos.

O epitélio de revestimento predominante dos folículos na gazela variou de epitélio cuboidal simples a epitélio colunar simples baixo ou alto, achado que está de acordo com Shehan (2017) em cabras, enquanto nos carneiros as células foliculares variaram de epitélio cuboidal simples a epitélio escamoso simples. Estatisticamente, a altura das células foliculares mostrou que não houve diferenças significativas na altura das células foliculares entre a direita, a esquerda e o istmo em cada uma das gazelas e carneiros, mas houve diferenças significativas na direita, na esquerda e no istmo entre gazelas e carneiros, este resultado indica que a gazela pode estar na fase ativa, enquanto nas ovelhas pode estar a indicar que estava numa fase inativa ou (fase de repouso ou pode ser menos ativa do que a gazela), esta observação foi paralela à encontrada em bovinos (Boguslaw, *et al.,* (1992), em bovinos (Peksa *et al.*, 2013) e em caprinos (Dawood, 2014). Eles relataram que os folículos eram revestidos principalmente por epitélio simples cuboidal a achatado e epitélio colunar. A altura epitelial é um indicador da atividade folicular (Banks, 1993). Estas diferenças podem dever-se ao facto de a atividade da glândula tiroide ser diferente nas duas espécies. Na gazela, a glândula tiroide pode ser mais ativa do que no carneiro. Este resultado pode dever-se ao facto de os espécimes de tiroide de carneiro terem sido colhidos durante o inverno e de este resultado confirmar o relatório de (Boguslaw, *et al.,* 1992) sobre as diferenças na estrutura da tiroide relacionadas com a estação do ano, o epitélio folicular da tiroide era significativamente mais elevado nos meses quentes do ano do que no inverno (Bole e Bavlek, 1976 em camurça). Roy *et al* (1978) mostraram que os folículos muito activos são revestidos por epitélio cuboidal simples ou epitélio colunar simples, ao passo que, no estado inativo, são revestidos por epitélio cuboidal simples a escamoso. Quando a glândula está inativa, o coloide é abundante e os folículos são grandes e as células foliculares são planas, mas quando a glândula está ativa, os folículos são pequenos, as células foliculares são cuboidais simples ou colunares simples e os bordos do coloide são recortados, formando muitas lacunas de reabsorção pequenas (Dellman e Brown, 1987; Ganong, 2005).

A presença de células mioepiteliais como núcleos escuros e achatados situa-se entre o epitélio folicular e a membrana basal na estrutura da glândula tiroide tanto da gazela como do carneiro, estas células têm capacidade de contração e ajudam na contração dos folículos tiróides, achado semelhante ao de Altaay (2007) no búfalo.

As células para foliculares foram observadas na estrutura tireoidiana de ambos os animais estudados como ovais a arredondadas maiores e mais claras que as células foliculares com núcleos densos e ocupavam duas localizações que eram as células inter foliculares e as posições para foliculares, apresentavam-se em uma ou em um pequeno grupo de duas a três células, este achado semelhante aos encontrados por Takashi *et al* (1984), Cunningham, (2002) e Hussin e Altaay, (2009) em equinos e búfalos, respetivamente. Mas este resultado foi diferente dos encontrados em cães e gatos, nos quais estas células eram numerosas (Lupulescu e Petrovici, 1968). No entanto, estas células foram observadas no camelo (Kausar e Shahid, 2006). Na maioria dos mamíferos, o papel das células parafoliculares no metabolismo do cálcio através da calcitonina (Igbokwe *et al.*, 2015), as células parafoliculares produziram a hormona tirocalcitonina que actua diretamente nos osteoclastos para diminuir a reabsorção óssea que diminui o nível de cálcio no sangue, pelo que o efeito da tirocalcitonina antagoniza o da paratormona (Borysenko e Beringer, 1984 e Dudek, 2004).

Os folículos da tiroide em ambos os animais estudados contêm uma quantidade variável de material coloidal homogéneo, que foi PAS positivo devido à sua tiroglobulina, uma substância glicoproteica iodada (Kierszenbaum e Tres, 2012; Santos *et al.*, 2013). Achados semelhantes foram encontrados por Hussin e Altaay (2009) em búfalos e Ali *et al* (2015) em ovinos. Alguns dos folículos contêm vacúolos coloidais periféricos entre as células epiteliais e o coloide folicular, o que indica a sua atividade metabólica. Estes resultados estão de acordo com os estudos anteriores efectuados em camelos (Atoji *et al.*, 1999; Abdel-Magied *et al.*, 2000; Kausar e Shahid 2006) e em bovinos (Peksa *et al.*, 2011).

CAPÍTULO 6

6. Conclusões e recomendações

6. 1. Conclusões

1. Os presentes resultados obtidos foram os primeiros a ser comunicados em gazelas e carneiros indígenas.

2. O suprimento sanguíneo da glândula tiroide na gazela era assegurado pelas artérias tiróideas cranial e caudal, que derivam da artéria carótida comum, enquanto nos carneiros a glândula tiroide era suprida pelas artérias tiróideas dorsal e ventral, que também derivam da artéria carótida comum.

3. Os dois lóbulos, tanto na gazela e no carneiro como noutros animais domésticos, situam-se na parte cranial da traqueia e têm uma localização assimétrica.

4. O istmo em ambos os animais estudados estava presente.

5. Não se verificaram diferenças significativas nos parâmetros anatómicos entre os dois animais estudados.

6. O tecido tiroideu acessório estava ausente tanto na gazela como no carneiro.

7. Em geral, a estrutura histológica da glândula tiroide na gazela e no carneiro era semelhante ao padrão observado na maioria dos animais domésticos.

8. O istmo era constituído por tecido glandular tanto na gazela como no carneiro.

9. Os materiais coloidais que preenchiam os folículos da tiroide eram PAS positivos.

6.2. Recomendações

1. Estudar a estrutura anatómica e histológica da glândula tiroide na fase pré-púbere e púbere da gazela indígena (*Gazella subgutturosa*).

2. Estudar a estrutura anatómica e histológica da glândula tiroide na fase pré-púbere e púbere em carneiros indígenas (*Ovis aris*).

3. Estudos anatómicos, histológicos e hormonais da glândula tiroide em relação às mudanças sazonais em gazelas e carneiros.

4. Estudo ultra-estrutural comparativo da glândula tiroide em gazelas e carneiros.

Referências

Abdel-Magied, E. M. ; Taha, A. A. M. e Abdalla, A. B. (2000). Light and Electron Microscopic study of the thyroid gland of the camel (Camelus dromedarius). J. Vet. Med., Série c (29) P: 6.

Abdel-Majed, E. S. (2008). alterações sazonais na morfologia e morfometria da glândula tiroide da cabra núbia. (B.V.Sc. Universidade de Nyala). Dissertação de Mestrado. Faculdade de Medicina Veterinária. Universidade de Khartoum.

Abdel-Raouf, M. ; Hassan A. H. S. ; Kamel, G. e Fath El-Bab, M. R. (1987). Alterações morfológicas e estereológicas na glândula tiroide de coelho após administração prolongada de HCG e TP. Assiut. vet. med. J., 18 (36) P:178.

Abraham l, K. B. e Laura, T. (2015).Sistema Endócrino, Histologia e Biologia uma Introdução de Patologia, 2nd ed, Pp. 573-574.

Adhikary, G. N. ; Quasem, M. A. e Das, S. K. (2003). Observação histológica da glândula tiroide em pré-púbere, púbere e castrado Black Bangel Goat.Pak. J. Biol. Sci., 6 (11) Pp: 998-1004.

Ahren, B. O. (1991). Peptídeos reguladores na glândula tireoide - uma revisão sobre sua localização e função. Ata Endocrinologica, (124) Pp: 225-232.

AL-Bagdadi, F. A. K. (1964). A glândula tiroide do camelo. Nordic Veterinary Med., (16) Pp: 1004-1012.

Al-Fayaz, J. Y. D. (1986). Topografia da glândula tiroide, seu suprimento sanguíneo e estrutura histológica em um camelo corcunda (Camelus dromemdarius). Tese de mestrado na Faculdade de Medicina Veterinária, Universidade de Bagdade.

Al-Rawi, A. R. ; Al-Salman, M. H. ; Al-Azzawi, W. A. e Hadeethi, H. A. (1994). Melhoramento de ovinos no Projeto Mashreq no Iraque. Crop and Livestock Improvement in Mashreq Region.Proceedings of the Mashreq Project Workshop on Incresed Productivity of Barley, Pastures and Sheep in the Critical Rainfall Zones. Amã, Jordin. J., (13) Pp:191 -198.

Ali, A. S. (2014). Estudo anatómico e histológico da glândula tiroide em burros locais fêmeas (*Eqws African usasinus*) na cidade de Basrah. J. AL-Qadisiya, Vet. Med. Sci.,13(1) Pp: 85-87.

Ali, A. M. (1987). Estudo histológico e morfométrico de algumas glândulas endócrinas do camelo (*camelus dromedarius*). Tese de Mestrado. Universidade de Khartoum.

Ali, M. A. ; Sadoon, A. A. H. ; Samera, A. D. e Sawsan, A. A. (2015). estudo anatómico e histológico da glândula tiroide em ovelhas iraquianas locais. J. pesquisa acadêmica internacional para multidisciplinar, Edição 3 (3) Pp: 196- 201.

Altaay, M. M. (2007). Estudo anatómico e histológico das glândulas tiroide e paratiroide em búfalos iraquianos Bubalis com referência à mudança sazonal. Tese apresentada ao Conselho da Faculdade de Medicina Veterinária da Universidade de Bagdade para obtenção do grau de Mestre em Anatomia e Histologia da Medicina Veterinária.

Amer, M. H., e Altaay, M. M. (2009). Estudo histológico das glândulas tiroide e paratiroide em búfalos iraquianos "bubalus bubalis" com referência às alterações sazonais. Iraq Bas. Vet. J. Res., 8 (1) Pp:71-77.

Amos, J. (2011). "Gazela apanhada em antigas "zonas de morte" sírias"". BBC News. Recuperado

Anderson, G. M.; Connors, J. M.; Hardy, S. L.; Valent, M. e Goodman, R.L. (2002).As hormonas da tiroide medeiam as alterações sazonais independentes de esteróides na pulsatilidade da hormona luteinizante na ovelha. Biology of Reproduction, (66) Pp: 701-706.

Atoji, Y. ;Yamamoto, Y.; Suzuki, Y. e Sayed, R. (1999). Ultra-estrutura da glândula tiroide do camelo de uma só cauda (Camelus dromedarius) Anat. Histol. Embryol. (28) Pp: 23-26.

Aughey, E. e Frye, F.L. (2010). Hiatologia veterinária comparativa com correlações clínicas. Mansonpoblishing Ltd, Londres, Reino Unido. K. Pp: 154-157.

Bacha, W. J. e Bacha, L. M. (2000). In Color Atlas of Veterinary Histology. Sistema endócrino. Pp: 191-202.

Baishya, G.; Samsuddin, A. e Mohan, B., (1985). Histomorphological and histochemical study of thyroid gland of prepubertal Assam goat. Indian J. Anim. Sci., (56) Pp: 667-669.

Bancroft, J. D. e A. Stevens, (1990). Theory and Practice of Histological Techniques. 3rd Ed., Churchill Livingston, Londres, Reino Unido. Pp: 109-121

Banks, W.J. (1993). Applied Veterinary Histology. "Endocrine System" 3ª ed. Mosby Year Book. Baltimore Boston Londres. Pp: 408-427.

Bazhenov, I. U. I. e Sydykov, B.K. (1981) Role of thyroid hormones in thermoregulatory reactions during adaptation to high altitude.Fiziol zh SSSR Im I M Sechenova.67(2) Pp: 294-298.

Bello, A. ; Onu, J. E. ; Umaru, M. A. ; Shehu, S. A. ; Jimoh, M. I. e Olusola, O. (2014). O desenvolvimento orental da glândula tireoide em um camelo corcunda (*Camelus dromedaries*):

Histomorphological study. J. Agri. and Soil Sci.,1(1) Pp:5-7.

Belonje, D. C. e VanNiekerk, C. H. (1968).O peso e a medição de certas glândulas endócrinas de ovelhas Dormer e Merino grávidas. Afri. Vet. Med. Association J., 39(2) Pp: 33-35.

Benzrykovs, N. I. e Kojenkova, L. N. (1970). Mudança de idade e função na glândula tireoide de camelos bacterianos. Doki. Akad. Nauk. SSSR, 193:(citado por Al- Fayaze).Pp: 241-244.

Bergman, R. A., Afifi, A. K. e Miyanchi, R. (1995) Anatomy Atlase A digital library of anatomy Illustrated Encyclopedia of human anatomic variation information. (9) P: 178.

Beyzai, A. R. e Adibmoradi, M. (2010). Alterações histológicas e histométricas da glândula tiroide de avestruz durante o verão e o inverno em Teerão, Irão, Afri. Bio. J., 10(8)Pp: 1496-1501.

Bhardwj, R. L.; Rajesh, R. ; Virender, P. e Kailash, T. (2006). Anatomia comparativa da glândula tiroide de pequenos ruminantes.Indian, J. Anim. Sci., (76) Pp:46-47.

Birras G., (1981). Estudo histológico e morfométrico da glândula tiroide no corço (Capreolus capreolus). Ata.Therio. J. 37(107) Pp: 177-179.

Blahser, S., (1978).Demonstração imunocitoquímica de células C contendo calcitonina nas glândulas tiróideas de diferentes animais. Cell & Tissue Res., (183) Pp: 551-558.

Boguslaw S.; Stanislawa S.; e Irena, K. (1992).Estrutura microscópica da glândula tiroide no bisonte europeu, ActaTheriologica. 37 (1- 2) Pp: 171 - 179.

Bole, V. e Bavdek, S. (1976). Determinação histométrica da atividade da glândula tiroide da camurça (*Rupicapraru picapraL*). Ata. Theriologica. 37 (1 - 2), Pp: 171 - 179.

Bone, W. (1982). Anatomia e Fisiologia Animal. Segunda edição. Reston publishing company.Inc.Reston Virginia. (citado por Taha e AbdelMagied, (1994) P: 323.

Borysenko, M. e Beringer, T. (1984). Functional Histology Textbook. Little Brown and Company Printed in the United State of America, Boston, Toronto, Pp: 312- 316.

Braverman, L. E. e Coope, D. (2012). Wernerand Ingbar's The Thyroid: Um Texto Clínico Fundamental, 10th ed, Lippincott, Willians and Wilkins, Londres, Pp:392-395.

Breazile, J. F. (1971). Textbook of Veterinary Physiology. Lea. and Febiger, Philadelphia, P: 447.

Buzzard, J. J.; Morrison, J. R.; O'Bryan, M. K.; Song, Q. e Wreford, N. G. (2000). Expressão do desenvolvimento dos receptores da hormona tiroideia nos testículos. Biol. Reprod., (62) Pp: 664-

669.

Capen, C. C. e Martin, S. L. (2003). A glândula tiroide. In: McDonalds Veterinary Endocrinologyand Reproduction, 5th edn, eds M. H. Pineda & M. P. Dooley, Iowa State Press, Ames, Pp. 35-69.

Choksi, N. Y.; Jahnke, G. D.; Hilarie, C. e Shelby, M. (2003). Role of thyroid hormones in human and laboratory animal reproductive health. Birth Defects Research (Part B), (68) Pp: 479-491.

Clark, E. L. ; Munkhbat, j.; Dulamtseren, S. ; Baillie, J. E. M. and batsaikhan, M. K. (2006),. summary conservation action plans for Mongolian mammals, regional red list series. zoological society of London, London.(em inglês e mongol), (2), P: 165.

Cunninghuam, J. G. (2002). Livro de texto de fisiologia veterinária. 3rd ed. Sanders company, Philadelphia. Pp: 342-346.

Danforth, E. J. R. e Burger, A. (1984). The role of thyroid hormones in the control of energy expenditure. Clin. Endocrinol. Metab., (13) Pp: 581-595.

Dawood, M. S. (2014). Avaliação anatômica, histológica e bioquímica da tireoidectomia normal, subtotal e unilateral em cabras iraquianas indígenas (Caprus hricus). para o grau de Doutor em Filosofia em Medicina Veterinária / Anatomia, Histologia e Embriologia. Faculdade de Medicina Veterinária/Universidade de Bagdade.

Dellman, H. D. e Brown, E. M. (1987). Endrocrinology Textbook of Veterinary Histology. 3ª ed. Lea and Febiger, Philadelphia, Pp: 361-381.

Dellmann, H. D. (1981). Sistema endócrino. In: Textbook of Veterinary Histology.Dellmann and Brown (ED). 2nd ed. Lea and Febiger. Pp:83-87.

Dimock, w. w.; Westerfield, C. e Doll, E. R. (1944). The equine thyroid in health and disease. Ameri. Vet. Med. J. (104) Pp: 313-317.

Dudek, R. W. (2004). High-Yield Histology. Lippincott Williams e Wilkins. Pp: 193-202.

Dyce, K.M. e Wensing, C. J. G. (1971). Essentials of Bovine Anatomy. Caderno académico.A.O.osthoeks.Vitgevers Maatschappy. N.N: Utrecht. Pp:53-55.

Dyce, K.M; Sack, W. O. e Wensing, C. J. G. (2002). Livro de texto de Anatomia Veterinária. 3rd ed. Saunders, Philadelphia. Pennsylvania. P:213.

England, R. J. e Atkin, S. L. (2002). Somatostatinas e o seu papel no cancro da tiroide. Clinical Otolaryngology, (27), Pp: 120-123.

Eurell, J. A. e Frappier, B. L. (2013). Livro de texto de Dellmann sobre histologia veterinária. John Wiley and Sons, Pp: 121- 122.

Evans, H. E. e Delahunta, A. (1971). Miller's guide to the dissection of the dog. W. B. Saunders Company Philadelphia, London, Toronto.Pp 279-283.

Fang, P.; Gu, J.; Kim, U.J.; Carnell, N. E. e Wilber, J. F. (1993). Identificação, localização e estudos de desenvolvimento do mRNA da hormona libertadora de tirotropina de rato no testículo. Neuropeptides. (24), Pp: 63-69.

Finerty, J. C. e Cowdry, E.V. (1962). A Textbook of Histology.5th ed., Lea and Febiger, Philadelphia. Lea and Febiger, Philadelphia. P: 296.

Forhead, A. J.; Li, J.; Saunders, J. C.; Dauncey, M. J.; Gilmour, R. S. e Fowden, A. L. (2000). Control of ovine hepatic growth hormone recetor and insulin-like growth fator I by thyroid hormones in utero. Fisiologia - Endocrinologia e Metabolismo. Am. J. (278) Pp:1166-1174.

Frandson, R. D. (1975). Anatomia e Fisiologia dos animais de criação. 2ª ed.. Lea and Febigers, Philadelphia. p:114.

Frankham, R. (1997). Systematics and phylogeny of the sheep. Em Piper, L. e Ruvinsky, A., eds., The Genetics of Sheep, CAB International, Cambridge, Pp:1-12.

Ganong, W. F. (2005). Revisão de Fisiologia Médica. 28ª ed. Alange Medical Company Londres. Pp: 955-969.

Getty, R. (1975). A Anatomia dos animais domésticos. 5ª ed. W.B. Sanders company London. W.B. Sanders company London.Pp: 945-959.

Getty, R.; Sission, S. e Grossman, J. D. (1986). The Anatomy of Domestic Animals. 5th Ed., W. B. Saunders Company. Philadelphia, USA, Pp:129-134.

Gildo, M. e Norberto, P. M. (1983). Estudo histológico da tireoide de ratos tratados com propiltiouracil, parotidectomizados e parotidectomizados tratados com propiltiouracil. São Paulo,12(112) Pp: 47-52.

Gosselin, S. J. ;Capen, C. C.; Martin, S. L. e Krakowka, S. (1982). Lyphocyticthyroiditis auto imune em cães. Immunopathol. Vet. J., (3) Pp: 185-201.

Habel, R. E. (1989). Guia de Dissecação de Ruminantes Domésticos. 4th Ed.Publicado , Pp: 231-235.

Habibi, K. Thouless, C. R. e Lindsay, N. (1993). Comportamento comparativo da gazela da areia e da gazela da montanha. Zoo. J., (229) Pp:41-53.

Ham, A. W. (1957). O sistema endócrino, em Histologia, terceira edição. Londres Pitman Medical Publishing Co., LTD. Pp. 694-702.

Hamad, E. S. A. (2008). alterações sazonais na morfologia e morfometria da glândula tiroide da cabra núbia. (B.V.Sc. Universidade de Nyala). Tese apresentada em cumprimento parcial do requisito para obtenção do grau de Mestre em Ciências Veterinárias (M.V.Sc).

Hill, M. A. (2003): A embriologia humana. Cell Bio. Lab. J., (8) Pp: 681-687.

Huszenicza, G. ; Kulscsar, M. e Rudas, P. (2002). Endocrinologia clínica da função da glândula tiroide em ruminantes. Vet. Med. Checa, (47) Pp: 199-210.

Igbokwe, C. O. e Daniel, N. E. (2015). Observação histológica e ultra-estrutural da glândula tiroide do gado fulani branco (zebu) no norte da Nigéria. Afr. J., Biotechnol. 14(2), Pp:156-166.

Igbokwe, C. O. e Ezeasor, D. N. (2015). alterações histológicas e imunohistoquímicas da glândula tiroide durante o período de desenvolvimento fetal e pós-natal em porcos indígenas de raça branca de grande porte. Bulgarian J. Vet. Med., 18(4), Pp: 313-324.

Igbokwe, C.O. (2010). Anatomia macroscópica e microscópica da glândula tiroide do cortador de grama africano selvagem (Thryonomys swinderianus, Temminck) no sudeste da Nigéria. Eur. J. Anat., 14 (1) Pp: 5-10.

Igbokwe, C. O.; Ezeasor, D. N. e Umar, M. B. (2015). Ultraestrutura da glândula tiroide em cabras adultas anãs da África Ocidental (Capra hircus). Int. J. Morphol., 33(2): Pp: 532-537.

Igbokwe, C. O.; Nwagbo, E. D. Nwagbo e Bello, U. M. (2015). Ultraestrutura da glândula tireoide em cabras adultas anãs da África Ocidental (Capra hircus). Int. J. Morphol., 3(2), Pp: 432-437.

Inzerillo, A. M.; Zaidi, M. e C. Huang, (2002). Calcitonin. A outra hormona da tiroide (Revisão). (12), Pp: 791-798.

Jain, R. K. ; Singh, X. e Kumar, S. (1994). Anatomia coparativa da glândula tiroide em ruminantes.Harjana veterinário. (23), Pp: 77-82.

Janini, E. A. ; Ulisse, S. e D'Armento, M. (1995). A hormona tiroideia e a função gonadal masculina. Endocrine Reviews, (16), Pp: 443-459.

Janini, E. A.; Ulisse, S.; Piersanti, D.; Carosa, E.; Muzi, P.; Lazar, J. e D'Armiento, M.(1993) Early thyroid hormone treatment in rats increases testis size and germ cell number. Endocrinology,

132(6) Pp :2726-2728.

Jelinek, F.; Krabacova, I. e Kroupova. (2003). Avaliação da atividade funcional da glândula tiroide bovina através da morfometria e de dois marcadores de proliferação celular. Ata. Vet. Brno, (72), Pp:11-16.

Julius, M. (2007). Carcinoma da tiroide canino small Anim. Pract, (22) Pp:75-81.

Junqueira, L. C.; Carniro, J. e Kelly, R . O. (1998). 9th ed. McGraw and Hill, Nova Iorque. Pp: 390-405.

Kameda, Y. ; Oyama, H. e Horino, M. (1984).Ontogenia das células C da tiroide somatostatinina imuno-reactivas de cães. The Anatomical Record, (208), Pp: 89-101

Kausar, R. e Shahid, R. V. (2006). Anatomia macroscópica e microscópica da glândula tiroide do camelo de uma cauda só (*Camelusdromedarius*). Pakistan Vet. J., 26, Pp (2): 88-90.

Kierszenbaum, A. L. e Tres, L. L. (2012) histologia e biologia celular Uma introdução à patologia 3rd Ed. Pp: 123-128.

Kingswood, S. C. e Blank, D. A. (1996). Gazella subgutturosa. Mammalian Species (518), Pp: 1-10.

Kirkwood, J. K. (1993). Intervention for wild-life health, conversation and welfare (Intervenção para a saúde, conversação e bem-estar da vida selvagem). Vet. Rec., (123) Pp: 235-238.

Krassas, G. E. (2000). Doenças da tiroide e reprodução feminina. Fertil. Steril., 74(6), Pp:1063-1070.

Krees, E. ; Samarut , J. and Plateroti, M. (2009).Thyroid hormones and control of cell proliferationor cell differentiation. Molecular Cell Endocrinology, (313), Pp: 36-49.

Krishna, A. e Singh, K. (1998). mudança na glândula tireoide durante o ciclo reprodutivo do macho do morcego vespertilionídeo scertophilusleathi. Revista do Brasil, Biologia. 58(4), Pp: 707-716.

Leav, I. ;Schiller, A. I. ;Rijnberk, A. ,Legg, M. A. e Derkinderen, P. J. (1976). Adenomas e carcinomas da tiroide canina e felina. Am. J. Pathol, (83), Pp: 61-94.

Lupulescu, A. e Petrovici, A. (1968) Ultrastructure of the thyroid gland. (4), Pp: 64-67.

Mark, E. ; Peterson, D. V. M. ;David, V. e Becker, M. D. (1984). "Radionuclide thyroid imaging in 135 cats with hyperthyroidism" .Vet. Radiology, (25) Pp: 23-26.

May, N. D. S. (1970).The anatomy of the sheep. 3rd Ed. University of Queens Press. Pp:128-132.

McDonaldL, L. E. (1980). Veterinary Endocrinology and Reproduction.3rd ed. Lea and Febiger,

Philadelphia, Pp: 459-467.

McNabb, F. M. A. e Wilson, C. M. (1997). Deposição da hormona tiroideia em ovos de aves e efeitos no desenvolvimento embrionário. Amri. Zool., (37) Pp: 553-560.

Mendis-Handagama, S. M. e Ariyaratne, H. B. (2004). Effects of thyroid hormones on Leydig cells in the postnatal testis (Efeitos das hormonas da tiroide nas células de Leydig no testículo pós-natal). Histol. Histopathol, 19(3) Pp: 985-997.

Mescher, A.L. (2010). Histologia Básica de Junqueira (Texto e Atlas McGraw Hill Medical, Chicago, Pp. 360-366.

Miyandad, P. (1973). Estudos anatómicos da glândula tiroide em búfalos. Dissertação de Mestrado. Univ. Agri., Faisalabad, Paquistão. Pp: 88-90.

Murtskhvaladze, M. ; Gurielidze, Z. ; Kopaliani, N. e Tarkhnishvili, D. (2012). Introgressão genética entre Gazella subguturrosa e G. marica: limitações da análise da herança materna para a identificação de espécies com objectivos de conservação. Ata. Theriologica; DOI, (10), Pp:11-17.

Nadler, N. J. ; Young, B. A. ; Leblond, C. P. e Mitmaker, B. (1964). Elaboração de tiroglobulina no folículo tireoidiano. Endocrinology, (74),Pp: 333-354.

Nasseri, A. A. (1987) Studies on reproductive and foetal pathology in sheep associated with thyroid dysfunction. Indian Vet. Path. J., (10) Pp:105-107.

Nazki, A. R.; Singha, S. P. S. ; Sodhi, S. P. S. e Rattan, P. J. S. (1986). Effect of seasonal environments on the adrenal, cortical and thyroidal hormones of sheep. Indian J. Ani. Scien., (56) Pp: 327-330.

Neville, M. C. ; McFadden T. B. e Forsyth, I. (2002). Hormonal regulation of mammary differentiation and milk secretion (Regulação hormonal da diferenciação mamária e secreção de leite). Mammary Gland Biology and Neoplasia J., 7(1) Pp: 49-66.

Orlowski, W. (1989). Choro by gruczolow wewnφtrznego wydzielania. [In: Nauka o chorobach wew-netrznvclı. W. Hartwig, ed.]. Tom 3, PZWL, Warszawa, Pp: 501- 502.

Pardehi, M. V. (1981)." zur anatomaie der schilddruse des buffels (*bos bubalis l.*). Wein.tierarzti mschr.68. (citado por Al- fayaz 1986). Pp: 64-66.

Peksa, Z. ; Trainicek, J. ; Dusova, H. ; Konecny, R. e Hasonova, L. (2011) Parâmetros morfológicos e histométricos da glândula tiroide em bovinos para abate. J. Agrobiol, 28 (1) Pp: 71-84.

Polat, H. ; Dellal, G. ; Baritci, I. e Pehlivan, E. (2014). alterações das hormonas da tiroide em diferentes períodos fisiológicos em cabras brancas. Ani. Pla. Scie. J., 24 (2) Pp:445-449.

Prakash, P. e Sharma, D. (1978). Structural changes in the thyroid gland of buffalo following administration of thiouracil. Anat. Anz., 143(3) Pp: 271-176.

Prasanth, B. A. ; Jagapathi, R. P.; Patki, H. S. e Chandrasekhara, R. T.S. (2012). Histologia das glândulas tireoide e paratireoide do gato. Indian Vet. J., 89 (9) Pp: 84 - 85.

Puchala, R. ; Prieto, I. ; Banskalieva, V.; Goetsch, A. L. ; Lachica, M. e Sahlu, T. (2001). Efeitos da somatotropina bovina e dos níveis de hormonas da tiroide, ganho de peso corporal e crescimento de fibras de mohair em cabras Angorá. J. Anim. Sci,. 79(11) Pp:2913- 2919.

Rhind, S. M. ; Kyle, C. E. e Duff, E. I. (2004). Effects of season and of manipulation of circulating prolactin concentrations on de iodinase activity in cashmere goat skin. Aust. J. Agri. Res., (55) Pp: 211-221.

Roy, K. S. e Yadava, R. C. P. (1973). Uma nota sobre o tecido acessório da tiroide num búfalo indiano. Indian J. Anim. Sei., (43) Pp: 344 - 345.

Roy, K. S. ; Saigal, R. P. ; Nandad, B. S. e Nagpad, S. K. (1978): Gross, histo- morphological and histochemical changes in thyroid gland of goat with age. Anat. sch. Anze., (143), Pp: 86-95.

Sanap, S. M. ; Mugale, R. R. ; Bhosale, N. S. e Mamde, C. S. (1998). Histology of thyroid glands in prepubertal, pubertal and castrated cattle. Indian Vet. J., (75) Pp: 813-816.

Santos, M. C.; Nascimento, G. C.; Nascimento, A. G.; Carvalho, V. C.; Lopes, M. H. (2013) Cancro da tiroide em doentes com acromegalia: um estudo caso-controlo. Pub. Med. J., 16(1) Pp: 109-114.

SAS, (2012). Sistema de Análise Estatística, Guia do Utilizador. Statistical. Versão 9.1st ed. SAS. Inst. Inc. Cary. N.C. EUA.

Sastry, G. A. (1983) Veterinary Pathology, 6th Edn. CBS Publisher and Distributor Delhi. Pp: 546-557.

Sawicki, B. (1995). Avaliação do papel das células parafoliculares da tiroide de mamíferos (revisão), Ata. Histochem, 97(4) Pp: 389-999.

Sawicki, B. ; Siuda, S. e Kasacka, I. (1992). Microscopic strucuture of the thgyroid gland in the

European bison. Ata. Theriologica, (37)Pp: 171-179.

Schally, A. V. (1987). Tratamento do cancro dependente de hormonas com análogos de hormonas hipotalâmicas: Experimental and clinical studies, Ann. of the New York Academy of Sci, (496) Pp: 602-607.

Schwarts, H. J. e Dioli, M. (1992). O camelo de uma corcova na África Oriental: um guia pictórico sobre doenças, cuidados de saúde e gestão. Schonwald Druck . Berlim. F.R. Alemanha, Pp: 228-229.

Shehan, N. A. (2017). Análise histológica e histológica da glândula tireoide em cabras iraquianas locais machos de abate (Capra Aegagrus). Int. J. Agric. Sci. and Vet. Med., 5(2) Pp: 59-66.

Shelke, V. M. ; Pathak, V. P. ; Bedre, D. K. ; Patil, J. M. e Mote, C. S. (2009). Estudo das alterações histopatológicas da glândula tiroide em búfalos. Vet. World J., 2(10) Pp: 387-389.

Silver, H. ; Colovos, N. F.; Holter, J. B. e Hayes, H. H. (1969). Fasting metabolism of white-tailed deer. J. Wildl. Manage, (33) Pp: 490 - 498.

Singh, D.; Prakash, P. e Good, V. D. (1985). A quantitative morphological study of thyroid gland in gonadoectomizod goat. Indian Vet. J., (62) Pp: 119-126.

Sisson, S. (1975). The Anatomy of Domestic Animal. Revisto por Grossman. J.D 5th ed. W.B. Saunders Company, Filadélfia e Londres. Pp: 228-243.

Small Wood, J. E. (1992). A Guided Tour of Veterinary Anatomy Domestic Ungulates and Laboratory Mammals. W.B.Saunders Company, impresso nos Estados Unidos da América. Pp: 23- 30.

Steven, L.T. ; Kenneth, E. ; Moore e William, S. (1970). Folículos de células C na demonstração da tiroide do cão por perfusão in vivo. Anat. Rec.,(168) Pp: 69-78.

Suuroja, T.; Jarveots, T. e Lepp, E. (2003). Alterações morfológicas relacionadas com a idade da glândula tiroide em vitelos. Vet. J. Zoo. Tec., (23) Pp: 45- 55.

Taha, A. A. M., e Abdel-Magied, E. M. (1994).Alguns estudos anatómicos sobre a glândula tiroide do vitelo e do camelo adulto. Vet. Med. J., Giza, 42(1) Pp: 1001-1060.

Takashi, Y. ; Yoshikawa, H. ; Oyamad, T. e Suzuki, K. (1984). Um adenoma folicular com hiperplasia de células C na tiroide de um equino. Japanese J. of Vet. Sci., (46) P: 5.

Todini, L. ; Malfatti, A. ; Barbato, O. ; Trabalza-Marinucci, M. ; Acuti, G.; Antonini, M. e

Debenedetti, A. (2005). Hormonas tiroideias plasmáticas, caraterísticas da fibra e atividade do folículo piloso em cabritos angorá: efeitos da suplementação com fava (Vicia faba minor). Atti della Societa' Ita. Del. Sci. Vet., (59) Pp: 39-40.

Todini, L. (2007). Hormonas tiroideias em pequenos ruminantes: efeitos de factores endógenos, ambientais e nutricionais. Ani. Nut., (1) Pp: 997-1008.

Todini, L. ; Lucaroni, A. ; Malfatti, A. ; Debenedetti, A. e Costarelli, S. (1992). Diferenças entre machos e fêmeas nos perfis anuais dos níveis sanguíneos das hormonas tiroideias na cabra. Atti della Societa Ital. de. Scie. Vet., (46) Pp: 169-173.

Vandom, L. e Lane, J. G. (1984). Tumores de células C da glândula tiroide no cavalo. Equine Vet. J., (16) Pp. 129-130.

Venzke, W. G. (1975 a). Equine endocrinology. In sisson and Grossman's, the Anatomy of Domestic Animals, vol 1, W. B. Saunders Company Philadelphia, London, Toronto. Pp. 550-557.

Venzke, W. G. (1975 b). Ruminant endocrinology. In sisson and Grossman's, the Anatomy of Domestic Animals,vol1, W. B. Saunders Company Philadelphia, London, Toronto, (552) Pp: 955-957.

Venzke, W. G. (1975 c). Porcine endocrinology. In sisson and Grossman's, the Anatomy of Domestic Animals (ed. R. Getty) 5th ed., 2(,1591) Pp: 1304-1305.

Venzke, W. G. (1975 d). Carnivore endocrinology. In sisson andGrossman's, the Anatomy of Domestic Animals(ed. R. Getty) 5th edition, vol. (2), Pp: 1590-1593.

Venzke, W. G. (1975 e). Endocrinologia. In: Sisson and Grossman's The Anatomy of Domestic Animals, 5th ed, R. Getty, W.B. Saunders, Philadelphia, Pp. 955-959.

Voith, V. L. (1970). Tireóides acessórias dos cães. Tese de Mestrado. Columbus ,The Ohio state university, in Sisson and Grossman's the Anatomy of the Domestic Animals Vol. (1), 5th ed. P: 153.

Wagal; Bunsaku; Saburatohava; e Yujitorijs. (1966) "Estudos sobre a função tiroideia em suínos II sobre o peso da tiroide" Nat. Inst. Anim. Ind. (chiba) Bull. (11) Pp: 3137.

Wagner, M. S. (2008).O papel da hormona tiroideia no desenvolvimento e função testicular. J. Endocrino, (199) Pp: 351-365.

Webster, J. R. ; Moenter, S. M.; Woodfill, C. J. e Karsch, F.J. (1991). Papel da glândula tiroide na reprodução sazonal. II.A tiroxina permite uma supressão específica da estação da secreção de gonadotropinas em ovelhas. Endocrinol, (129) Pp: 176-183.

Wissig, S. L. (1960). A anatomia da secreção nas células foliculares da glândula tiroide. I. A estrutura fina da glândula no rato normal. J. biophys. biochem. Cytol., (7) Pp: 419-432.

Withers, P. C. (1992). Comparative Animal Physiology. Saunders Collage Publishing. P:540.

Worth, A. J. ;Zuber, R. M. e Hokking, M. (2005). Terapia com iodeto de rádio (131I) para o tratamento do carcinoma da tiroide canino. Aust. Vet. J., (83) Pp: 208-214.

Yamada, Y. ; Ito, S. ; Matsubara, Y. e Kobayashi, S. (1977). Demonstração imunohistoquímica de células contendo somatostatina nas tiróides humana, de cão e de rato. Tohoku.J. of Exp. Med., (122) Pp: 87-92.

Young, B. A. e Leblond, C. P. (1963). The light cell as compared to the follicular cell in the thyroidgland of the rat. Endocrino, (73) Pp: 669-686.

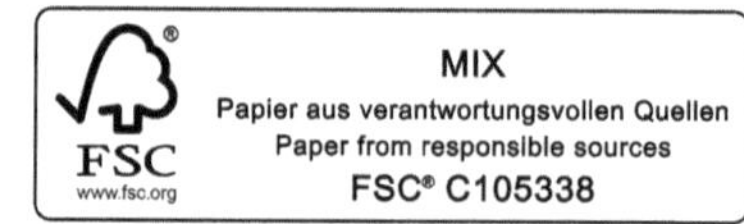

Printed by Books on Demand GmbH, Norderstedt / Germany